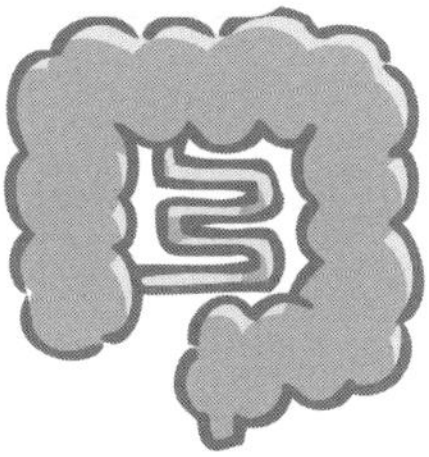

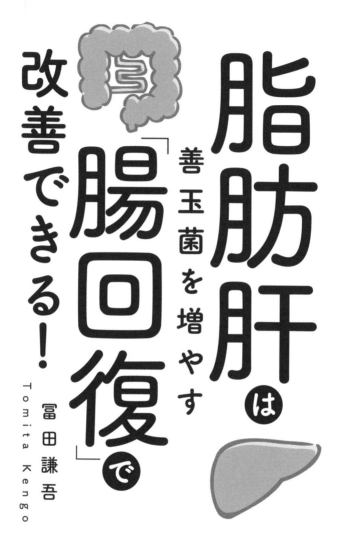

脂肪肝は 善玉菌を増やす「腸回復」で改善できる！

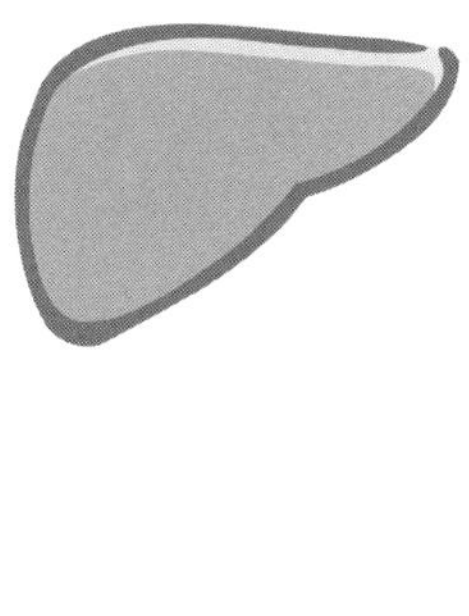

冨田謙吾
Tomita Kengo

PHP

はじめに

健康診断や人間ドックで『脂肪肝』と診断されても、それほど深刻に受け止める人は多くないと思われます。「最近ちょっとお酒を飲みすぎたかな？」くらいの感覚で、放置している人も結構いらっしゃるのではないでしょうか。

実は近年の研究で、脂肪肝とひと口にいっても、発症した原因や背景因子により、進行の仕方が大きく異なることがわかってきました。

脂肪肝というと、お酒をよく飲む人に起こりやすい印象が強いと思いますが、近年はむしろ、「飲酒量の少ない、他の肝臓病もない」タイプの脂肪肝が、日本を含む先進諸国を中心に全世界で急増し、〝21世紀の肝臓病〟として注目を集めています。「非アルコール性脂肪性肝疾患（ＮＡＦＬＤ《ナッフルディー》）」と呼ばれる脂肪肝です。

ＮＡＦＬＤの中には、命を脅かす〝危険な脂肪肝〟が存在します。〝危険な脂肪肝〟を放置すると、これといった自覚症状のないまま、肝硬変や肝臓がんに進展したり、さらには心筋梗塞・脳梗塞、慢性腎臓病、糖尿病のほか、大腸がん・乳がんなどの各種がんの発症にもつながりやすいことが知られています。

つまり、脂肪肝というのは実は「万病のもと」であり、脂肪肝と診断された場合は軽視せずに適切に対応していただきたいというのが、消化器内科医であり、肝臓を専門とする私の願いでもあります。

危険な脂肪肝を見分けるポイントは、「肝臓の硬さ」です。脂肪肝というと、肝臓にたまる脂肪の量ばかりが注目されがちですが、実際には脂肪の蓄積量より、肝臓が硬くなることのほうがハイリスクであることがわかっています。

肝臓を硬くする最大の原因は「メタボリックシンドローム」です。メタボリックシンドロームの各因子（内臓脂肪型肥満、脂質異常症、高血圧、高血糖）が、肝臓に多大な悪影響を及ぼし、やがて全身をむしばんでいくのです。

そこで数年前から、メタボリックシンドロームの因子を背景に持つ脂肪肝については、飲酒歴や他の背景肝疾患の有無に関係なく、すべて「MAFLD《マッフルディー》（代謝異常関連脂肪性肝疾患）」という新たな概念でひと括りにし、有効な治療につなげていこうという動きが、世界の消化器内科や肝臓専門医の潮流となっています。

そうした脂肪肝に関する新しい情報を、患者さんはもとより、他科の医師との間でも充分に共有できていないことが脂肪肝に対する危機感を弱め、〝危険な脂肪肝〟の急増につながっていることを痛感し、今回、本書を上梓《じょうし》することにしました。

ただし、MAFLDという概念は確立してから歴史が浅いため、MAFLDに関するエビデンス（科学的根拠）は充分に揃っていません。他方、MAFLDと同様に、メタボリックシンドロームを背景因子として発症・進展するNAFLDの研究は進んでいることから、本書ではNAFLDの話を中心に取り上げていきます。

NAFLDとMAFLDは異なる疾患概念ですが、重なる部分が多く、どちらも〝危険な脂肪肝〟を含んでいることは共通しています。そして、〝危険な脂肪肝〟であっても、早期に発見し、早期に対処することにより、健康な状態に戻すことが可能です。

ＮＡＦＬＤ、ＭＡＦＬＤにかかわらず、〝危険な脂肪肝〟の予防と改善の最大のカギを握るのが「腸」です。

肝臓は腸管から真っ先に血液が流れ込む臓器なので、腸内環境の影響をダイレクトに受けます。腸内環境が乱れていれば脂肪肝を悪化させる重大因子になる一方、腸内環境をよい状態に保つことが、脂肪肝の予防と改善の決め手となります。

本書では、脂肪肝とはどういうものかを説明したあと、脂肪肝の進行レベル（肝臓の硬さ）を自分でチェックできる方法や医療機関での検査法、さらには腸内環境を良好に保つ生活習慣および最新の治療法などについて紹介していきます。

脂肪肝に対する正しい知識を持っていただき、その予防と管理に努めることが、人生１００年を豊かなものにするうえで非常に大切となります。本書の内容により、一人でも多くの人が、その恩恵に与《あずか》ることができれば、本当に嬉しく思います。

冨田謙吾

脂肪肝は善玉菌を増やす「腸回復」で改善できる！　目次

PART 1

脂肪肝を侮《あなど》ってはいけない！

PART 2 腸内環境の乱れが脂肪肝を進行させる

PART 3

脂肪肝のセルフチェックと医療機関での検査

NAFLD診断後の経過観察での留意点　77

PART 4
脂肪肝は「腸回復」で予防・改善

PART 1

脂肪肝を侮《あなど》ってはいけない！

脂肪肝は体が危機的状況に向かいつつあるサイン

肝臓は生命活動を維持する〝肝腎かなめ〟の臓器です

脂肪肝というのは、文字通り肝臓に脂肪がたまった病態を指します。従来は、肝細胞の30％以上に脂肪滴《しぼうてき》がたまったものを脂肪肝としていましたが、近年では肝臓での脂肪沈着が5％以上のものを脂肪肝とするよう定義が改められています。

脂肪肝の恐ろしさを紹介する前に、まずは肝臓とはどのような臓器なのかを簡単に説明しましょう。

肝臓は、おなかの右上に位置する人体の中でもっとも大きな臓器です。おとなの肝臓は1～1・5キログラムもあり、人体の「化学工場」と呼ばれるほど、私たちの生命活動に大きく寄与しています。心臓が止まると死に至るように、肝臓の働きが停止しても死に直結します。まさに〝肝腎《かんじん》かなめ〟の臓器のひとつと言えます。

肝臓が担う3つの働き

肝臓の働きは、主に3つに分けられます。

①栄養素の代謝

食事で摂った栄養素をエネルギー源として利用できるように、代謝したり貯蔵したりします。

②有害物質の解毒

体内に入ってきた有害物質を分解・解毒し、体外へ排出します。飲酒の際はエタノールを代謝し、その過程でできる毒素（アセドアルデヒド）を無害な酢酸《さくさん》へと酸化します。

③胆汁の分泌

食事で摂った脂肪の消化・吸収に必要な胆汁《たんじゅう》を合成・分泌します。

このほか、肝臓は血液をつくる材料を骨髄に提供するなどの働きもしており、肝臓の機能が低下すると全身に影響が及びます。つまり、脂肪肝というのは、体が危機的な状況に向かうことを警告する、初期の重大なサインと言えます。

「NAFLD」と「NASH」

わが国最多の肝臓病は「NAFLD」です

日本の肝臓病による死亡者数は、年間4万人を大きく超えると推計されています。その多くが、肝硬変・肝臓がんによるものです。

肝硬変・肝臓がんを引き起こす原因としては、少し前までは、B型・C型のウイルス性肝疾患や、アルコール性肝障害（ALD）が主でした。

ところが近年は、ウイルスや飲酒量と関係なく発症する脂肪肝が日本を含め全世界で増加し、肝硬変・肝臓がんを誘発する最大の元凶となりつつあります。それが、非アルコール性脂肪性肝疾患（以下、NAFLD《ナッフルディー》）です。

NAFLDというのは、次の4項目を満たす脂肪肝のことです。

①飲酒の上限はエタノール換算で男性30g／日、女性20g／日（ちなみに、エタノール20gというのは、ビールならロング缶1本、日本酒なら1合、ワインならグラス2杯、ウイスキーならダブル1杯くらいに相当します）
②肝臓での脂肪沈着が5％以上
③薬物性や症候性などの二次性脂肪肝がない
④ウイルス性肝疾患、自己免疫性肝疾患など、他の肝疾患がない

進行性の「NASH」の急増が大きな課題です

現在、健康診断や人間ドックなどで「脂肪肝」と指摘される人の多くは、NAFLDに該当します。NAFLDは、病態がほとんど進行しない「非アルコール性脂肪肝（NAFL《ナッフル》）」と、進行性で肝硬変や肝臓がんの発症につながりやすい「非アルコール性脂肪肝炎（NASH《ナッシュ》）」に大別されます。

このうち、進行性のNASHの急増が大きな問題となっていて、NAFLDの10〜20％をNASHが占めています。NASHと診断された人は、3〜14年の間に30〜50％で肝臓の線維化《せんいか》が進展するとされています。そして、5〜10年の間に、NASHの10〜20％が肝硬変に進行すると言われています。さらに一定の割合で肝臓がんを発症するため、注意が必要です。

ただし、NASHと診断されても、早い段階で生活習慣を改善したり、適切な治療を受けたりすることで、ほとんど進行しないNAFLに改善することは可能です。

逆に、NAFLと診断された人が油断していると、NAFLからNASHに移行する場合もあるので、注意が必要です。

NAFLDとその分類

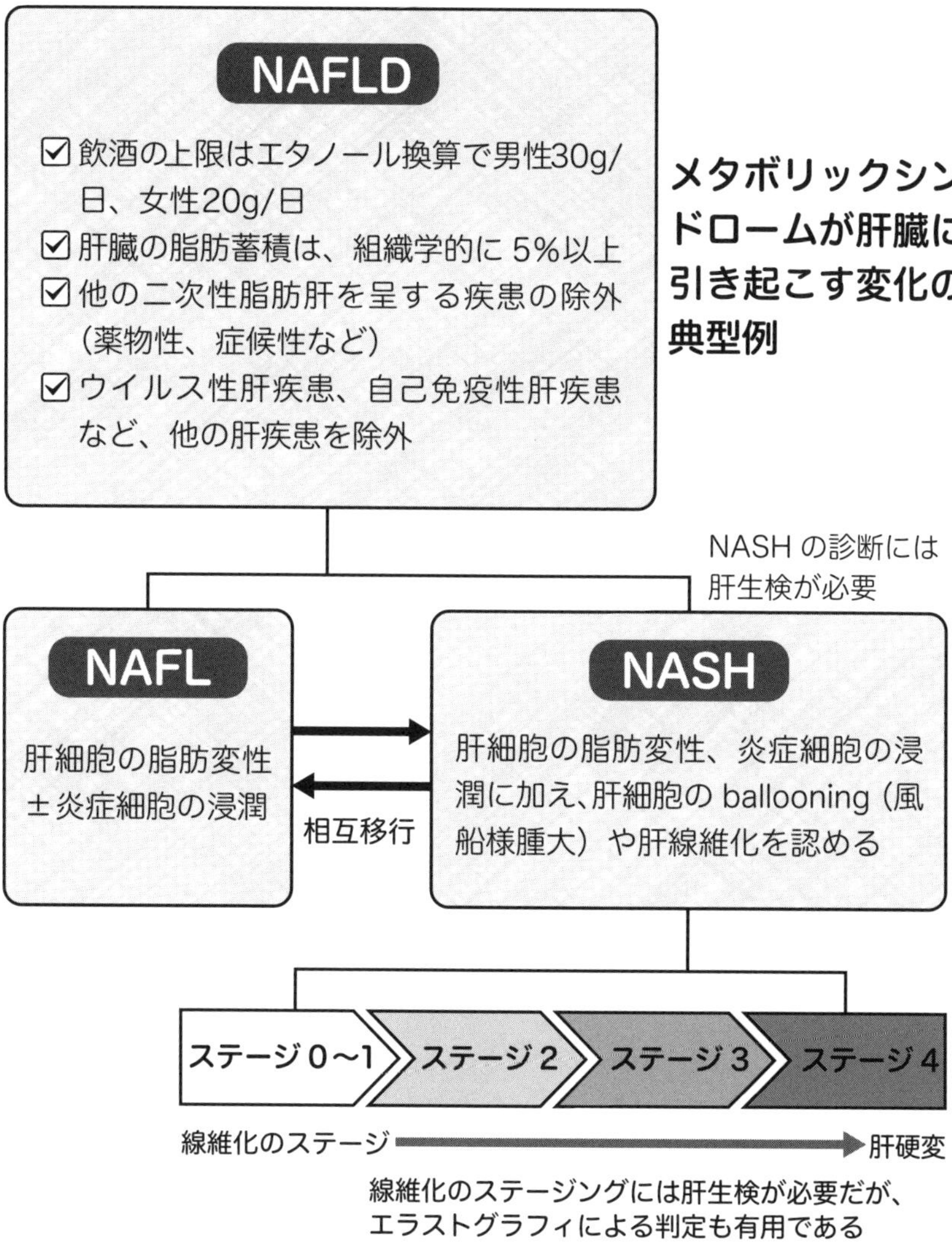
NAFLD
☑飲酒の上限はエタノール換算で男性30g/日、女性20g/日
☑肝臓の脂肪蓄積は、組織学的に5%以上
☑他の二次性脂肪肝を呈する疾患の除外（薬物性、症候性など）
☑ウイルス性肝疾患、自己免疫性肝疾患など、他の肝疾患を除外
メタボリックシンドロームが肝臓に引き起こす変化の典型例
NASHの診断には肝生検が必要
NAFL
肝細胞の脂肪変性±炎症細胞の浸潤
相互移行
NASH
肝細胞の脂肪変性、炎症細胞の浸潤に加え、肝細胞のballooning（風船様腫大）や肝線維化を認める
ステージ0〜1
ステージ2
ステージ3
ステージ4
線維化のステージ
肝硬変
線維化のステージングには肝生検が必要だが、エラストグラフィによる判定も有用である

日本肝臓学会編『NASH・NAFLDの診療ガイド2021』（文光堂）を改変

メタボリックシンドロームの合併で重症化

NAFLDの約40%、NASHの約50%にメタボが合併しています

ＮＡＦＬＤの多くは、メタボリックシンドローム（メタボ）の因子を高率で合併しているのが特徴です。メタボリックシンドロームとは、肥満（内臓脂肪型肥満）に加えて、脂質異常症・高血圧・高血糖のいずれかを2つ以上合わせ持つ病態のことです。ＮＡＦＬＤにおけるメタボリックシンドロームの合併率は約40%で、因子別で見ると、脂質異常症が約50%、高血圧が約30%、高血糖が約30%と報告されています。

また、進行性のＮＡＳＨではより高率で、メタボリックシンドロームの合併率は約50%。そして、脂質異常症と高血圧が約60%、高血糖が約30%とされています。さらに、糖尿病または耐糖能異常がＮＡＦＬＤでもＮＡＳＨでも約70%に合併するとされています。そうしたことから、ＮＡＦＬＤはメタボリックシンドロームが肝臓に引き起こす変化の典型例で、その中の重症例がＮＡＳＨと言えます。

メタボリックシンドロームの診断基準

必要項目に加え、選択項目のうち2項目に当てはまる場合に、メタボリックシンドロームと診断する。

必須項目

内臓脂肪蓄積
ウエスト周囲径　男性≧85cm
女性≧90cm
（内臓脂肪面積）男女ともに≧100cm^2に相当

＋

選択項目

①高トリグリセライド血症　≧150mg/dL
かつ／または
低HDL-コレステロール血症＜40mg/dL

②収縮期（最大）血圧　≧130mmHg
かつ／または
拡張期（最小）血圧　≧85mmHg

③空腹時高血糖　≧110mg/dL

＊CTスキャンなどで内臓脂肪量測定を行なうことが望ましい。
＊ウエスト径は立位・軽呼気時・臍レベルで測定する。脂肪蓄積が著明で臍が下方に偏位している場合は肋骨下縁と前上腸骨棘の中点の高さで測定する。
＊メタボリックシンドロームと診断された場合、糖負荷試験が勧められるが診断には必須ではない。
＊高トリグリセライド血症・低HDL-コレステロール血症・高血圧・糖尿病に対する薬剤治療を受けている場合は、それぞれの項目に含める。
＊糖尿病、高コレステロール血症の存在はメタボリックシンドロームの診断から除外されない。

メタボリックシンドローム診断基準検討委員会
『メタボリックシンドロームの定義と診断基準』（日本内科学会雑誌 ;2005;94:188-203.）を改変

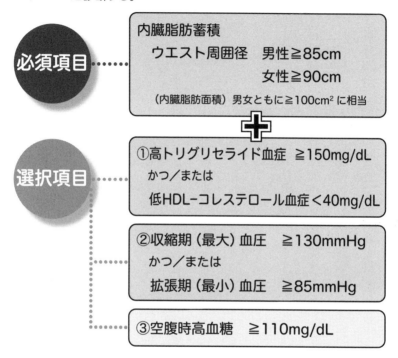

ＮＡＦＬＤの有病率が世界的に増加

国内のＮＡＦＬＤの患者数は2000万人を超えています

メタボリックシンドロームの患者数の増加に伴い、ＮＡＦＬＤの有病率が世界的に増加しています。日本も例外ではなく、ＮＡＦＬＤの患者数は２３００万〜２５００万人で、そのうちＮＡＳＨ患者数は３７６万人と推定されています。その中で将来的に肝硬変や肝細胞がんへ移行しうる重症（ステージ３以上の高度肝線維化）のＮＡＳＨ患者は66万人にのぼると試算されています。

２０３０年には、日本のＮＡＳＨ患者数は４３２万人に増加し、ステージ３以上の重症のＮＡＳＨ患者は99万人に増加すると予測されています。

このままでは、ＮＡＦＬＤを基盤とした肝細胞がん・肝硬変の患者が増加の一途をたどることは避けられず、ＮＡＳＨの進展による心血管疾患、慢性腎臓病、糖尿病、各種がんなどの発症リスクも急激に高まると考えられています。

肝臓に脂肪がたまるしくみ

◯適量の体脂肪は人間にとって必要なものです

ところで、現在の日本では、体にたまる脂肪は〝健康や美容の大敵〟として嫌われがちです。しかし、体に脂肪がたまるしくみは、もともと私たちが生きるうえで欠かせないものでもあります。

人類の歴史の大半は、飢餓との闘いでした。したがって、食事で得た栄養素を無駄なく活用するために、貯蔵エネルギーとして脂肪に変換し、体内（脂肪組織）に蓄積するしくみを身につけたわけです。

当初は、まさか飽食の時代がくることは想定されていなかったため、体脂肪の蓄積量に上限はありません。その結果、栄養状態が豊かになるにつれ、余分な体脂肪によって健康を害する人が増えました。ここ数十年のことです。もちろん、今でも体脂肪の存在は人間にとって大切なものですが、過剰に蓄積されるところに問題があります。

◯肝臓にたまる脂肪は本来の脂肪細胞からあふれ出たものです

体脂肪は、蓄積される部位によって「皮下脂肪」「内臓脂肪」「異所性脂肪」の3つに分けられます。

皮下脂肪というのは、文字通り皮膚の下に蓄積される脂肪のことです。

全身の皮膚の下には脂肪を備蓄する脂肪細胞が存在し、そこに蓄えられた脂肪はエネルギーとして使われるほか、体温の維持にも役立っています。

特に女性の下半身に皮下脂肪はたまりやすく、皮下脂肪による肥満は「洋ナシ型肥満」とも呼ばれます。

皮下脂肪はたまりやすい一方で消費されにくいため、ダイエットしたい人にはやっかいな代物ですが、内臓脂肪や異所性脂肪ほどは健康面に悪影響を及ぼしません。

ただし、過食や運動不足などにより皮下脂肪が過剰に蓄積されると、皮下に収まりきらなくなった脂肪が「腸間膜《ちょうかんまく》」や「大網《だいもう》」という、おなかの周りにある膜にたまりはじめます。

これがメタボリックシンドロームの基になる内臓脂肪です。

中高年男性や閉経後の女性に生じやすい〝ぽっこりおなか〟の多くは、この内臓脂肪の蓄積によるものです。こちらは「リンゴ型肥満」と呼ばれます。

内臓脂肪は消費されやすい脂肪ですが、過食や運動不足などの生活習慣を変えないと、腸間膜や大網にも収まりきらなくなります。

やがて、腸間膜や大網からあふれ出た脂肪（遊離脂肪酸）は血液中に流れ込み、本来たまるはずのない場所（脂肪組織以外の場所）に蓄積されます。

これが「異所性脂肪」で、肝臓にたまる脂肪はその代表です。

骨格筋に蓄積した異所性脂肪も脂肪肝を促します

異所性脂肪は、肝臓以外にも心臓や膵臓《すいぞう》のほか、骨格筋にもたまります。実は、これも脂肪肝に関係します。

通常、骨格筋は血液を介して食事で摂取した糖質を吸収し、エネルギーとして蓄えています。血液中の糖を骨格筋に送り込むには、膵臓から分泌されるインスリンと呼ばれるホルモンの働きが不可欠ですが、骨格筋に脂肪の蓄積が起こると、インスリンの効きが低下して、骨格筋の中に糖を充分に取り入れられなくなります。「インスリン抵抗性」と呼ばれる状態です。

その結果、骨格筋で消費されるはずの糖が肝臓へどんどん流入し、脂肪に変換されて肝臓にたまっていきます。

また、骨格筋でのインスリン抵抗性は、高インスリン血症（膵臓からインスリンが過剰に分泌される状態）を引き起こし、高血糖とあいまって、これも結果的に肝臓での脂肪沈着を促します。

NAFLDを進行させる最大の元凶は「内臓脂肪」

内臓脂肪を放置することがNAFLDの進行につながります

腸間膜や大網に内臓脂肪がたまると、内臓脂肪からさまざまな物質が放出されます。これがメタボリックシンドロームの各因子（脂質異常症、高血圧、高血糖）の発症を促すとともに、NAFLDを進行させる元凶となります。

内臓脂肪から産生される物質の中には、後述するように悪玉もあれば、善玉もあります。いずれも腸から肝臓へつながる「門脈《もんみゃく》」という血管を通って肝臓に入りますが、最初のうちは肝臓の防御力や善玉物質の活躍により、肝臓のダメージは抑えられます。

しかし、内臓脂肪が増え続けると、肝臓に沈着する脂肪（異所性脂肪）が増えて、肝臓の防御力が低下する一方、悪玉物質の産生量が増加し、NAFLDの中でも、比較的良性なNAFLから、危険なNASHへと一気に進みやすくなります。

内臓脂肪から産生される悪玉物質と善玉物質

内臓脂肪から産生される代表的な物質（アディポサイトカイン）は次の通りです。

TNFα

悪玉の親分ともいえる物質が、「TNFα《アルファ》」というサイトカイン（細胞間の情報伝達を担う生理活性物質）です。

TNFαは、全身のインスリン抵抗性（インスリンの効きが悪い状態）を引き起こすとともに、肝臓で活性酸素（有毒な酸素）の産生を増強したり、肝細胞のアポトーシス（自死）を誘導したりして、肝臓をじわじわと障害していきます。

加えてTNFαは、本来、肝臓で有害物質の排除に貢献している免疫細胞の「マクロファージ」や、障害された肝臓の修復に働いている「肝星細胞《かんほし》（33ページ参照）」を暴走させ、肝臓の炎症や線維化を増悪《ぞうあく》させます。暴走したマクロファージは、自らTNFαの産生源となることもわかっています。

こうしたTNFαの悪行が、NASHの進展につながります。実際に、NASHの進展と関係して、NASH患者さんの血中や肝臓のTNFαの量が上昇することが、多くの臨床研究で示されています。

レプチン

内臓脂肪の蓄積は、「レプチン」という悪玉サイトカインの産生も増やします。レプチンの血中濃度は、NAFLDの重症度に関係して上昇することが報告されています。肥満に伴って増加したレプチンは、炎症性サイトカインの産生を促す一方、それらのサイトカインがさらにレプチンの産生を増強するという悪循環を生み出します。レプチンは、肝星細胞を活性化させるとともに、活性化した肝星細胞の増殖を促して、肝臓の線維化を増悪させます。

アディポネクチン

「アディポネクチン」は、内臓脂肪由来のサイトカインの中では希少な善玉物質です。悪玉のTNFαとレプチンとは逆の働きで、肝臓の炎症や線維化を抑え、肝臓を守る方向に働きます。

具体的には、次のような働きで肝臓の炎症・線維化を改善します。

☑活性酸素の産生を抑える
☑マクロファージの暴走を抑える
☑肝星細胞の暴走を抑える
☑脂肪組織でのＴＮＦαの産生を抑える

しかし、内臓脂肪が過剰にたまると、善玉のアディポネクチンの産生が減り、悪玉のＴＮＦαやレプチンを抑えきれなくなります。

遊離脂肪酸

内臓脂肪から肝臓へ流入する遊離脂肪酸も脂肪肝を増悪させ、肝細胞に対して毒性を発揮し、ＮＡＳＨの進展を促します。

脂肪酸が肝臓に及ぼす影響については、ＰＡＲＴ４であらためて詳しく紹介しますが、特に飽和脂肪酸である「パルミチン酸」および「ステアリン酸」は、肝細胞のアポトーシスや肝臓の炎症を引き起こす毒性が強いことが知られています。

日本人は太っていなくてもNAFLDを発症しやすい

◯日本人は欧米人に比べてNAFLDになりやすい素因があります

欧米人に比べてアジア人のほうが、肥満が関係しないNAFLDの割合が多いことが知られています。

アジアでは肥満でない人のNAFLD有病率は7〜20%、日本国内では15%（2014年時点）とされています。これは特定の遺伝子（PNPLA3遺伝子）の変異を持っている人の割合が、欧米人に比べてアジア人は高いことがひとつの要因と言われています。ちなみに、PNPLA3遺伝子からつくられるタンパク質は、肝細胞の脂肪滴の形成に関係しています。そもそも日本人は欧米人に比べて、皮下脂肪をためる容量が少なく、内臓脂肪や異所性脂肪がたまりやすいと考えられています。

そのため、BMI（国際的に用いられる体格指数）が欧米人ほど高くなく、見た目はそれほど太っていないような人でも、〝かくれ脂肪肝〟の人が少なくないと思われます。

ＮＡＦＬＤでは全身疾患の発症・進行にも注意が必要

◯ＮＡＦＬＤになると全身に重大な影響が出てきます

ＮＡＦＬＤでは、全死亡率、肝臓関連合併症（肝硬変、静脈瘤《じょうみゃくりゅう》出血、腹水《ふくすい》、脳症、肝細胞がんなど）による死亡率が上昇するばかりか、肝臓以外の心筋梗塞や脳梗塞、慢性腎臓病、糖尿病、各種がんを含めて、命に関わる病気が発症するリスクも高まります。

欧米の研究では、ＮＡＦＬＤの死亡原因のトップは脳心血管疾患で、次が肝臓以外の臓器のがん、３番目が肝臓関連の病気と報告されています。

また、ＮＡＦＬＤの患者さんでは、男性では大腸がん、女性では乳がんの発生リスクがおよそ２倍も上昇することが、アジアの研究で明らかにされています。

ＮＡＦＬＤの進行は肝臓の「硬さ」が目安となる

◎ＮＡＦＬＤの肝臓が硬くなると、さらに肝臓も全身も悪くなります

肝臓病が進行しているもっとも重要な目安は、肝臓の「硬さ」（線維化の進行度合）です。

ＮＡＦＬＤでは、肝臓が硬くなればなるほど、肝硬変や肝臓がんはもとより、前記の、肝臓以外で起こる、がんも含めた重大な病気（心筋梗塞や脳梗塞、慢性腎臓病、糖尿病、各種がんなど）が発症するリスクも高まります。

アメリカのＮＡＦＬＤ患者さんを対象とした研究では、肝臓の線維化が進んでいる人たちのほうが、静脈瘤出血・腹水・脳症・肝細胞がんといった、肝臓に関連する合併症の発生リスクが上昇し、全死亡リスクも上昇していました。

日本のＮＡＦＬＤ患者さんの研究でも、肝臓の線維化が進展すればするほど、肝臓がんを含む肝臓関連合併症の発生が増加することが明らかとなっています。

NASHによる肝硬変は肝臓がんの発症につながりやすい

NASHは進行性の疾患であり、約7年で肝臓の線維化のステージが一段階上昇し、さらに、5~10年の間に、NASHの10~20%が肝硬変に進行するため、慎重な経過観察および治療を要します。

NASHによる肝硬変からは、年に約2~3%の割合で肝臓がんが発症すると言われています。

進行性ではないNAFLでも、約14年で肝臓の線維化のステージが一段階上昇するとされており、特に高齢者やメタボリックシンドロームの因子を持つ人は線維化が進行しやすいことがわかっています。

そのため、脂肪肝であることがわかった場合、肝臓の線維化がどのくらい進んでいるのかを調べることが、とても重要になります（PART3参照）。

肝硬変を促す主役は「肝星細胞《かんほし》」

◯肝星細胞の修復作業が肝臓の線維化を促します

肝臓の線維化の形成に中心的な役割を果たすのが、肝星細胞です。

肝星細胞が異常に活性化すると細胞外マトリックス（細胞同士の間に存在する非細胞性の構成成分）をどんどん産生し、肝臓の線維化を促します。

肝星細胞の異常な活性化の背景には、前記した内臓脂肪の蓄積と、それに伴うメタボリックシンドロームが存在します。それらの影響で肝臓に慢性的な炎症が続くと、肝細胞の破壊と修復が何度も繰り返され、やがて肝臓の線維化が進んで肝臓が硬くなり、肝硬変へと進んでいくのです。

さらに、肝星細胞による肝臓の線維化には、コレステロールも関係しています。コレステロールは、本来は細胞膜の構成成分として、あるいは生命活動に必須のステロイドホルモンや胆汁酸の材料としても重要な物質です。

善玉の肝星細胞とコレステロールが悪玉に変身する理由

ただし、コレステロールは細胞内で「コレステロールエステル」と「遊離コレステロール」という2つの形で存在し、前者は脂肪酸と結合して蓄積される一方、後者の遊離コレステロールは脂肪酸と結合せずに毒性を有し、NAFLD/NASHの増悪・進展に関与することが報告されています。

通常、細胞内の遊離コレステロール濃度は厳密にコントロールされていますが、NASHでは肝星細胞のコレステロール調節機構が破綻し、肝星細胞内の遊離コレステロール量が増加して、それにより肝星細胞がさらに活性化し、肝臓の線維化が進展します。事実、肝硬変の患者さんの肝星細胞は異常に活性化しており、遊離コレステロール含有量は血中のコレステロール濃度とは別に、明らかに増加していることがわかっています。

つまり、肝星細胞の異常な活性化が、遊離コレステロールの蓄積を促し、それにより肝星細胞がさらに活性化するという悪循環が起こり、肝臓の線維化を進展させると考えられます。

肝臓の脂肪蓄積量と肝臓の硬さは関係しない

◎過剰な脂肪を肝細胞に取り込むのは肝臓を守るため？

肝臓の線維化の進行レベルは、肝臓の脂肪の蓄積量とは関係がないことがわかっています。肝臓の脂肪蓄積量が30％未満の人、あるいは5％程度でも、肝臓が硬くなっている人はいます。逆に、腹部エコー検査で肝臓が真っ白く見えるほど脂肪が蓄積していても、必ずしも肝硬変とは限りません。

おそらく、内臓脂肪から分泌される遊離脂肪酸が肝臓へ到達しても、肝臓の中でスムーズに代謝され中性脂肪という形へ変換されることで肝臓の受けるダメージが減ることになると推測されます。

たとえば、中性脂肪をつくりにくいマウスは、肝線維化が進みやすいことが明らかにされています。ですから、中性脂肪の形で蓄積する力の弱い人のほうが、毒性物質が肝臓にとどまりやすく、肝線維化が進みやすいとも考えられます。

NASH肝硬変の人はむしろ肝臓から脂肪が抜けていきます

さらに、NASHの人が肝硬変になると、肝臓から脂肪が抜けていきます。

これは「バーンアウトNASH（燃え尽きNASH）」と呼ばれる現象で、肝硬変になったときには、脂肪がほとんどないケースも結構あります。

肝臓の組織をとって調べても、肝臓に脂肪がほとんどないので、NASHかどうかの診断が難しいケースが、実はとても多いのです。

そうした場合は、糖尿病や肥満などのメタボリックシンドロームが背景に存在し、さらに他の肝臓病の原因がすべて否定された場合について、「これはNASHからの肝硬変であろう」という診断のもと、患者さんを診《み》ていくことになります。

いずれにしても、肝臓での中性脂肪の蓄積度合いだけでは、NAFLDの進展度を判断できないのです。

「MAFLD」という新しい概念が生まれた背景

NAFLDはもともと除外診断としてつくられた疾患概念です

メタボリックシンドロームが合併した脂肪肝の恐ろしさは、これまでお話ししてきた通りです。しかし、従来の脂肪肝の診断基準には、メタボリックシンドロームの要素は含まれていませんでした。

現在、脂肪肝の多くを占めるNAFLDも、もともと飲酒に伴う脂肪肝を含めて他の肝疾患が認められない脂肪肝の人に対し、〝除外診断〟としてつくられた疾患概念で、メタボリックシンドロームの因子を背景に持つことが多いという実際の病態に即した疾患名ではないのです（14ページ参照）。

そのため、危険な脂肪肝が見過ごされるリスクがあり、脂肪肝の患者さんのメタボリックシンドロームに対する危機意識を高めることも難しいことから、私自身ずっと悩ましく思っていました。

メタボを背景因子とする脂肪肝はすべてＭＡＦＬＤに？

そこで新たな脂肪肝のカテゴリーとして提唱されているのが、「ＭＡＦＬＤ《マッフルディー》（代謝異常関連脂肪性肝疾患）」です。

ＭＡＦＬＤは、実質的にはＮＡＦＬＤと共通する部分が多い内容の疾患です。しかし、ＮＡＦＬＤの診断には、前記したように飲酒量や他の肝疾患の除外といった縛りがあるのに対し、ＭＡＦＬＤはメタボリックシンドロームの各因子（肥満、脂質異常症、高血圧、高血糖）を規定以上有する脂肪肝の人はすべて含まれるのが特徴です。病理学的な診断も必要ありません。したがって、ＮＡＦＬＤより幅広く脂肪肝の人をカバーでき、病態に即した有効な治療につながりやすいのが利点です。

たとえば、ＮＡＦＬＤの診断基準では、男性が毎日ビール大ジョッキ２杯飲んでいると飲酒量の基準値をゆうに超えます。そうなると、その人に脂肪肝が見つかった場合、肥満でも糖尿病でも、ＮＡＦＬＤと診断することはできません。

脂肪肝以外の肝障害の要因があった場合もＮＡＦＬＤには該当しないため、Ｂ型肝炎やＣ型肝炎で肥満の人たちは、脂肪肝であってもスルーされる恐れがあります。

MAFLDという疾患概念の導入を世界で検討中

さらに、NAFLDという診断名に関して、「飲酒の有無を病名として付けることは差別的ではないか」という声も海外では上がっています。また、飲酒量とメタボリックシンドロームとの因果関係は科学的に認められていないのに、「非アルコール性」とする表現では病態が理解されにくいことも指摘されています。

以上のようなことから、今後はNAFLDという除外診断の名称を廃止し、メタボリックシンドロームを主軸としたMAFLDという疾患概念・診断名に変えていくことが適切ではないかという考え方が、肝臓の専門医の間で広がっています。

ただし、MAFLDに含まれないNAFLDもあります。

肥満やメタボリックシンドロームの因子と関係なく、遺伝的に脂肪肝になりやすい人などがこれに該当します。

また、これまでNAFLDに関して得られた数多くの研究データをどのようにしてMAFLDへ移行・反映していくかといった問題を含めて解決すべき課題が多いことから、現在、全世界で検討が進められている段階です。

MAFLD（代謝異常関連脂肪性肝疾患）診断フローチャート

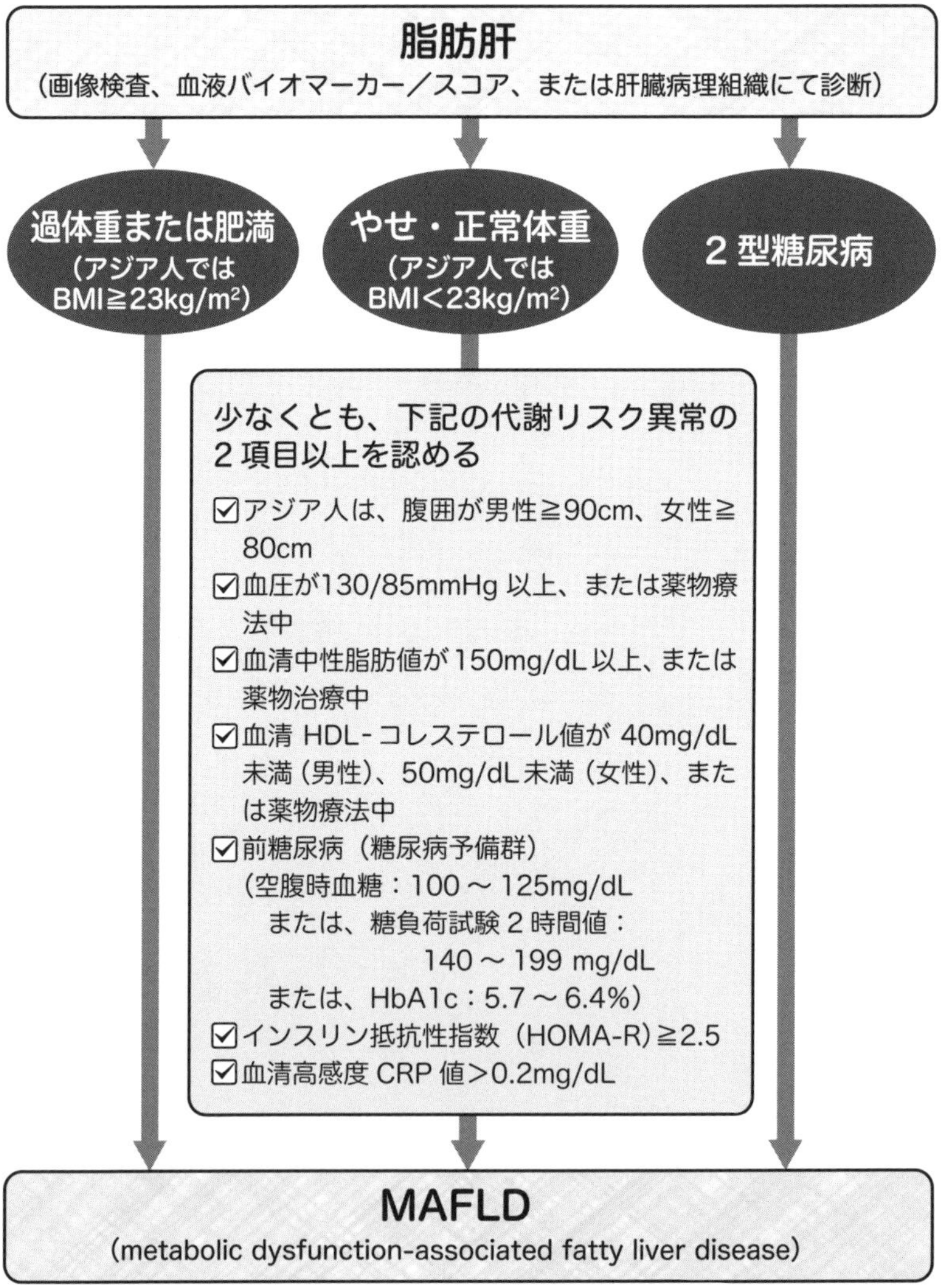
脂肪肝
（画像検査、血液バイオマーカー／スコア、または肝臓病理組織にて診断）
過体重または肥満
（アジア人では
BMI≧23kg/m²）
やせ・正常体重
（アジア人では
BMI＜23kg/m²）
2 型糖尿病
少なくとも、下記の代謝リスク異常の
2 項目以上を認める
☑アジア人は、腹囲が男性≧90cm、女性≧80cm
☑血圧が130/85mmHg 以上、または薬物療法中
☑血清中性脂肪値が 150mg/dL 以上、または薬物治療中
☑血清 HDL-コレステロール値が 40mg/dL 未満（男性）、50mg/dL 未満（女性）、または薬物療法中
☑前糖尿病（糖尿病予備群）
（空腹時血糖：100 ～ 125mg/dL
または、糖負荷試験 2 時間値：
140 ～ 199 mg/dL
または、HbA1c：5.7 ～ 6.4%）
☑インスリン抵抗性指数（HOMA-R）≧2.5
☑血清高感度 CRP 値＞0.2mg/dL
MAFLD
（metabolic dysfunction-associated fatty liver disease）

Eslam M, et al. J Hepatol. 2020; 73: 202-209

PART 2

腸内環境の乱れが脂肪肝を進行させる

外界から肝臓を守る腸のバリア機能

◯腸壁は二重のバリアで異物の侵入を防いでいます

内臓脂肪由来の悪玉物質が、腸から肝臓へつながる「門脈《もんみゃく》」と呼ばれる血管を通じて肝臓に大量に侵入し、脂肪肝の進行を促すことは、PART1でお話ししました（25ページ参照）。実は、腸内環境も門脈を通じて、脂肪肝の進行に影響を及ぼすのです。腸から吸収された食事由来の栄養素は、門脈を介して真っ先に肝臓へ送られます。他方、体に有毒な異物は、門脈に入る手前の「腸壁《ちょうへき》」で強力にブロックされるしくみになっています。

腸の表面は、上皮《じょうひ》細胞と呼ばれる細胞が横一列にスクラムを組み、その上を粘液が覆うことで、二重のバリアにより、不要な異物の侵入を防いでいます。

さらに、腸壁には体を守る免疫細胞が複数待機し、侵入しようとする有害物質を根こそぎ捕獲・分解・破壊しています。「腸管免疫」と呼ばれるものです。

◎腸壁の防御システムの崩壊が肝臓を直撃します

このように、腸には強固な防御システムが備わっていることから、体に有害な多くの異物は肝臓に到達しません。

一部の異物が腸壁をすり抜けて肝臓へ入ったとしても、肝臓が元気なら特に問題ありません。肝臓は腸壁に次ぐ第二の関所として免疫細胞も待機しており、有害物質を分解・解毒する要《かなめ》の臓器だからです。

ところが、何らかの理由で腸壁の上皮細胞同士をつないでいる「タイトジャンクション」と呼ばれるタンパク質のつなぎ目がゆるむと、そこから一気にさまざまな物質が流れ込みます。

リーキーガット症候群（腸管透過性亢進《こうしん》）と呼ばれる病態で、食事とともに消化管に入ってくる有害物質や病原菌のほか、腸の中に棲《す》みついている「腸内細菌」の菌体成分や代謝産物も門脈に入ってきます。

この腸内細菌の菌体成分や代謝産物が、門脈に入ってきた内臓脂肪由来の悪玉物質と一緒になって肝臓にダメージを与え、NAFLD《ナッフルディー》の発症・進行を促すのです。

腸内細菌は平常時は人体と平和に共生している

◯腸内には数百兆を超える細菌が棲みついています

まずは、腸内細菌について簡単に説明しましょう。

人間の腸には、1000種類以上、数百兆から一千兆もの多種多様な細菌が常在しています。その総量は1キログラム以上にのぼると言われ、腸の中で〝腸内フローラ〟と呼ばれる細菌叢《そう》（集落のようなもの）をつくって暮らしています。

腸内細菌はすべて、元々は外から入ってきた細菌です。なぜ人体は、そんな異物の定着を許しているのかというと、腸を含む消化管の特異性によります。

消化管は一見、体の内側のような印象がありますが、実際には口から肛門まで貫通している1本の管なので、皮膚と同じように外界と絶えず接している「体の外側」に相当します。出生後から乳児期早期に至るまでの期間に腸内に棲みつき定着した腸内細菌で、個人の腸内細菌叢の大枠が決まると言われています。

多方面から私たちの生命活動に貢献しています

健康な状態では、腸内細菌は人体との共生関係を確立しています。

しかし何らかの要因で腸内フローラが乱れると、この共生関係が崩れ、腸内フローラは人体に毒性を持つようになり、さまざまな病気を引き起こすのです。

腸内細菌は私たちの健康への影響から、おおまかに「善玉菌」「悪玉菌」「日和見菌《ひよりみきん》」に分類されます。そして、普段から私たちの健康増進に貢献している「善玉菌」の代表が、乳酸菌やビフィズス菌です。

善玉菌の多い腸内フローラは、悪玉菌や外来の病原菌の増殖を抑えるなど、腸管免疫の活性化にも寄与しています。腸内細菌の存在しない無菌マウスでは、腸管免疫に関わる組織や細胞が脆弱《ぜいじゃく》であるとの報告もあります。

おそらく、腸内細菌が存在することにより、腸管の免疫システムが常に刺激を受けて、「平和ボケ」を防いでいる可能性が考えられます。

こうした腸管免疫の活性化は、結果的に腸内細菌自体がむやみに増えないための制御にもつながっています。

リーキーガット症候群は肝障害を引き起こす

◯腸壁の防御システムの崩壊で肝臓が大打撃を受けます

通常、人体と腸内細菌は良好な関係を保っています。腸壁の防御システムのうち、粘液層までは腸内細菌の一部が入り込むことはあっても、上皮細胞のスクラムを突破することはありません。

ところが、上皮細胞同士をつないでいるタイトジャンクションがゆるみ、リーキーガット症候群が起こると、腸内細菌との共生関係は一気に崩壊します。腸内細菌やその代謝産物が一気に腸壁を突破し、門脈を通って肝臓に流入しはじめるのです。

リーキーガット症候群により、腸内細菌の菌体成分およびその代謝産物が、門脈を通じて肝臓にどんどん流入すると、肝臓の防御機構は崩壊し、本来は肝臓を守るために働いている各種の細胞が、自ら肝臓を障害しはじめます。肝臓に有害な、腸内細菌の菌体成分・代謝産物としては、次のようなものがあります。

エンドトキシン（LPS）

腸内細菌由来の悪玉物質の代表が、細菌の菌体成分であるエンドトキシンです。

エンドトキシンが大挙して肝臓に侵入すると、肝星細胞《かんほしさいぼう》や免疫細胞のマクロファージが活性化し、TNFα《アルファ》（炎症などを引き起こす悪玉生理活性物質）の産生も増強し、NAFLD・NASH《ナッシュ》の進行、肝線維化の増悪《ぞうあく》を促します。

実際に、NAFLDの患者さんはリーキーガット症候群が進行し、血液中のエンドトキシン濃度が高いことが明らかとなっています。

また、肝硬変と肝臓がんを有する患者さんのエンドトキシンの血液濃度も上昇していると報告されています。

さらに、肝臓がんのマウスを用いた研究では、腸内フローラの乱れやリーキーガット症候群によってエンドトキシンの血中濃度が上昇すると、肝臓がんの病態が増悪したと言います。

逆に、腸内の殺菌により、腸内細菌を一掃したところ、肝臓がんの病態は改善したそうです。

内因性エタノール

日常的な飲酒が、アルコール性肝障害の引き金になることはよく知られています。実は腸内細菌の中にも、エタノール（お酒の中に含まれている、アルコールの一種）をつくるものが存在します。

NASH患者さんの肝臓を顕微鏡で精密に観察すると、アルコール性肝障害の肝臓の特徴に大変似ています。そもそも、お酒をあまり飲まないのにアルコール性肝障害と非常に似ている特徴を持つ肝臓病を発見した米国の学者が、そのような意味を込めて「非アルコール性脂肪肝炎（NASH）」と命名したのです。ですので、NASHにはアルコール性肝障害と共通の原因があるだろうと想定されています。

NASHで肥満の子どもと、NASHではない肥満の子どもを比較した研究では、NASHで肥満の子どもの腸内細菌叢には、エタノールを産生する細菌が明らかに増加し、血中エタノール濃度も上昇していたと報告されています。子どもは飲酒歴がないことから、NASHの発症に腸内細菌由来のエタノールの関与が示唆されます。また、肥満のNAFLDマウスも、エタノールの産生量が明らかに増加していたことが報告されています。近年でも、腸内細菌叢由来の門脈血中のエタノール濃度は、NAFLD患者さんで上昇し、NAFLD患者さんの中でもNASHになると特に高くなることが報告されました。

このように、特定の腸内細菌が持続的に産生するエタノールがNASHを引き起こすことが想定されています。

二次胆汁酸

食事を摂ると、肝臓から「胆汁《たんじゅう》」と呼ばれる消化液が十二指腸に分泌されます。胆汁中には一次胆汁酸が含まれており、ほとんどが小腸で再吸収され肝臓に戻されますが、一部は大腸へ到達し一部の腸内細菌によって代謝され、毒性のある二次胆汁酸に変化します。

二次胆汁酸のひとつであるデオキシコール酸は、肝星細胞の細胞老化を引き起こし、その結果、肝星細胞から分泌される因子（細胞老化関連分泌形質因子）が、肝臓がんを促進するという報告が出ています。

善玉菌由来の「短鎖脂肪酸」は脂肪肝の改善に働く

◯短鎖脂肪酸は腸と肝臓の両方を守る働きがあります

人体というのはバランスよくできていて、PART1で紹介した内臓脂肪由来の産生物の中に善玉物質（アディポネクチン）が存在するように、腸内細菌由来の代謝産物の中にも、脂肪肝の抑制や改善に働く善玉物質があります。

善玉菌の産生する「短鎖脂肪酸《たんさしぼうさん》」と呼ばれるものです。酪酸《らくさん》、酢酸《さくさん》、乳酸、プロピオン酸などがこれに含まれます。

短鎖脂肪酸は、人体に必要な物質として、腸管のバリアをフリーパスで通過します。門脈を通って肝臓へ到達すると、脂質の合成に関わる代表的な酵素（ACC、FAS、G6PDなど）の発現を阻害し、脂肪肝を改善させることが、ヒトを対象とした研究で明らかにされています。さらに短鎖脂肪酸は、腸管の炎症の抑制、メタボリックシンドロームの予防・改善にも寄与します。

◯腸内フローラが乱れると短鎖脂肪酸の産生が減ります

具体的には、短鎖脂肪酸は次のような働きがあります。

- ☑膵臓《すいぞう》に作用し、インスリンの分泌を促すホルモン（GLP－1）の産生を促進
- ☑脂肪組織に作用し、脂肪蓄積を減らして脂質異常症を改善
- ☑視床下部に作用し、食欲を抑制するホルモン（PYY）の産生を促進
- ☑エネルギーの消費を促進
- ☑肝臓のインスリン抵抗性を改善

短鎖脂肪酸を産生する善玉菌は、抗菌ペプチドの分泌も促すことにより腸管バリア機構を増強します。短鎖脂肪酸は腸管内を酸性に傾け、悪玉菌の増殖を抑え、腸内フローラの乱れを改善します。つまり、短鎖脂肪酸が充分に産生され、しっかり善玉菌が働ける腸内環境が整っていれば、腸管のリーキーガット症候群は予防でき、内臓脂肪の蓄積およびそれに伴うメタボリックシンドロームの発症も最小限に抑えられます。

リーキーガット症候群が起こる原因

◯生活習慣の乱れやストレスが大きな引き金となります

リーキーガット症候群は、さまざまな要因が複雑に絡み合って起こると考えられています。PART4で紹介する生活習慣の乱れや慢性的なストレスは、その代表です。栄養バランスの悪い食生活を送っていたり、運動不足・睡眠不足が続いたり、仕事や育児、介護などでストレスの多い毎日を送っていたりすると、次のような要因がリーキーガット症候群を促し、結果的に脂肪肝を招きます。

腸内フローラのバランスが乱れる

NAFLDの患者さんの多くは、脂質（飽和脂肪酸）や糖（フルクトース）の過剰摂取、および食物繊維の不足した、いわゆる「欧米型」の食生活を送っています。

それが直接腸管のバリア機能を低下させるとともに、腸内フローラのバランスを崩し、悪玉菌の増加によって腸管の炎症が促され、さらにリーキーガット症候群を増悪させます。

小腸で細菌が異常増殖する（SIBO）

通常、腸内細菌は大腸に多く存在しますが、NASHの患者さんは大腸の手前にある小腸の中にも細菌が異常増殖しやすくなります。

この小腸での異常な細菌増殖は「SIBO《シーボ》（小腸内細菌過増殖症）」と呼ばれますが、このSIBOもリーキーガット症候群を増悪させます。

実際に、肥満やNAFLDや肝硬変の患者さんにSIBOが多く認められ、NAFLDの患者さんの50～70％にSIBOが認められたとの報告もあります。

肝臓病の進行も腸内フローラを乱す要因に

肝臓の線維化が進んで肝硬変になると、善玉菌の増殖が抑制され、悪玉菌の増殖が促されます。

その結果、リーキーガット症候群が進行し、腸内細菌菌体成分や代謝産物が腸壁を

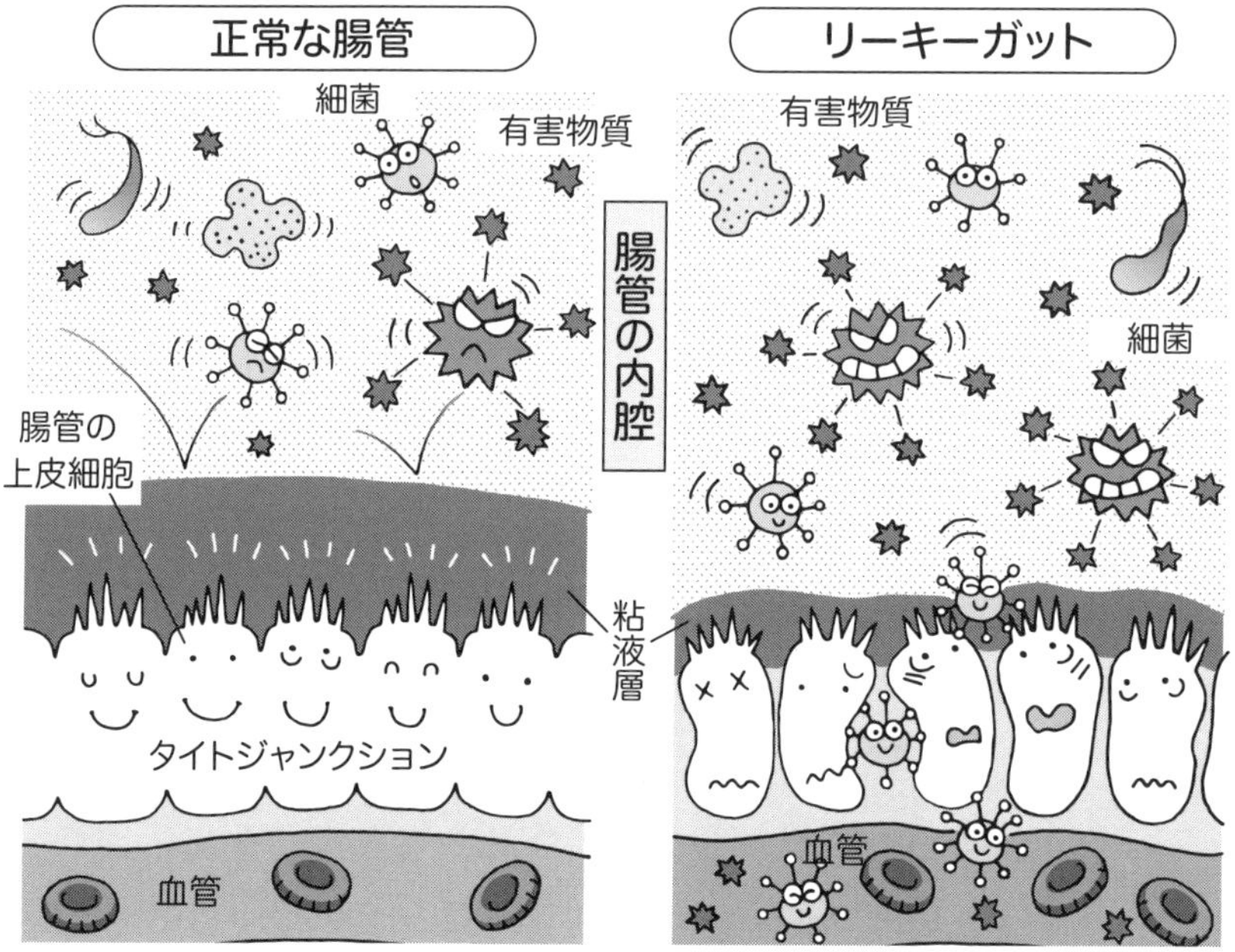

上皮細胞同士の強固な結合（タイトジャンクション）や粘液層といった腸壁のバリアが、腸管内の細菌や有害物質の血管内への侵入を防ぐ。

タイトジャンクションのゆるみや粘液層の減少といった腸壁バリアの機能低下は、腸管内の細菌や有害物質の血管内への侵入を引き起こす。

ビオフェルミン製薬株式会社「腸活ナビ」の資料を改変

突破して肝臓へ入り、さらに肝硬変を悪化させます。

つまり、腸内フローラの乱れにより肝臓病が進行する一方で、肝臓病の進行が腸内フローラのバランスを崩すという、「負のスパイラル」に陥るということです。

リーキーガット症候群が起こると、肝臓病のほかにも、自己免疫疾患、アレルギー疾患、糖尿病、動脈硬化など、さまざまな病気の発症に影響します。

アルコール性肝障害もリーキーガットが引き金に

◯過剰なアルコール摂取は腸内フローラのバランスを崩します

飲酒によってアルコール性肝障害を誘発する背景にも、リーキーガット症候群が関係しています。

慢性的なアルコールの摂取は、腸管内で抗菌作用を発揮する物質（ＲＥＧ３レクチン）を減少させ、腸内フローラのバランスを崩し、結果的にリーキーガットを促して、アルコール性肝障害の増悪につながることが明らかとなっています。

実際に、アルコール性肝障害の人にはリーキーガット症候群が認められることが知られています。

また、過剰なアルコールの摂取による腸内細菌の乱れや、それに伴って起こるリーキーガット症候群は、アルコール依存症の重症度にも関与することが明らかとなっています。

◎腸内細菌由来のエンドトキシンが主犯です

アルコールによってリーキーガット症候群が進行し、腸内細菌由来のエンドトキシンなどが肝臓にどんどん入ってくると、肝臓内でＴＮＦαをはじめとする炎症性サイトカインや活性酸素の産生が促進されます。

エンドトキシンは、アルコール性肝障害の発症に非常に重要な役割を占めており、アルコール性肝炎の重症度と血中エンドトキシン濃度、ＴＮＦαなどの濃度が関連することが報告されています。

アルコール性肝障害のモデルラットを用いた研究では、抗生物質投与によって腸内を殺菌し、肝臓へのエンドトキシンの流入を抑制すると、アルコール性肝障害が抑えられることが報告されています。

アルコール性肝障害や肥満の人の腸内細菌叢では、特定の細菌（Akkermansia muciniphila）が減っていることが知られていますが、この細菌にはリーキーガット症候群を防ぐ作用があるのです。ＮＡＳＨとアルコール性肝障害の肝臓病の所見は非常に似ていますが、このように、共通の病気のしくみに起因する可能性が示唆されます。

PART 3

脂肪肝のセルフチェックと医療機関での検査

脂肪肝対策は「早期発見・早期治療」が大原則

◯健康診断で「脂肪肝の疑いあり」と診断されたら専門医を受診しましょう

脂肪肝は、早期に発見して早期に解決することが、健康を回復する最良の対策となります。

肝臓というのはもともと我慢強い臓器で、脂肪肝になってもかなり重症化するまでほとんど自覚症状がありません。気づいたときには、すでに肝硬変で後戻りが難しい状態に至っていることもしばしばです。そうした事態を防ぐには、定期的に職場や自治体で行なわれている健康診断を必ず受けるようにしてください。

健康診断で「脂肪肝の疑いあり」と診断されたらすぐに肝臓の専門医のいる医療機関を受診することが原則です。また、健康診断で脂肪肝の可能性について特に指摘がなかった場合でも、このあと紹介するセルフチェックを行ないましょう。脂肪肝の疑いがあるようであれば、診断のため肝臓の専門医への受診をおすすめします。

郵便はがき

料金受取人払郵便

京都中央局
承認

5819

差出有効期間
2025年3月15日
まで

（切手は不要です）

601-8790

205

京都市南区西九条
北ノ内町十一

PHP研究所
暮らしデザイン普及部

お客様アンケート係　行

1060

ご住所 □□□-□□□□	
TEL：	
お名前	ご年齢　歳
メールアドレス	＠

今後、PHPから各種ご案内やアンケートのお願いをお送りしてもよろしいでしょうか？　□ NO
チェック無しの方はご了解頂いたと判断させて頂きます。あしからずご了承ください。

<個人情報の取り扱いについて>
ご記入頂いたアンケートは、商品の企画や各種ご案内に利用し、その目的以外の利用はいたしません。なお、頂いたご意見はパンフレット等に無記名にて掲載させて頂く場合もあります。この件のお問い合わせにつきましては下記までご連絡ください。（PHP研究所　暮らしデザイン普及部　TEL.075-681-8554　FAX.050-3606-446

PHPアンケートカード

PHP の商品をお求めいただきありがとうございます。
あなたの感想をぜひお聞かせください。

お買い上げいただいた本の題名は何ですか。

どこで購入されましたか。

ご購入された理由を教えてください。（複数回答可）

1 テーマ･内容 2 題名 3 作者 4 おすすめされた 5 表紙のデザイン
6 その他（　　　　　　　　　　　　　　　　　　）

ご購入いただいていかがでしたか。

1 とてもよかった 2 よかった 3 ふつう 4 よくなかった 5 残念だった

ご感想などをご自由にお書きください。

あなたが今、欲しいと思う本のテーマや題名を教えてください。

◯「医学的な治療」と「セルフケア」で改善が期待できます

PART1で説明したように、脂肪肝は、NAFLD《ナッフルディー》であってもMAFLD《マッフルディー》であっても、肝硬変や肝臓がんはもとより、心筋梗塞や脳梗塞、慢性腎臓病、糖尿病、肝臓以外の他臓器のがんなど、命に関わる恐ろしい病気の引き金となります。

ですから、肝臓の専門医に脂肪肝とその進み具合、それに合併する他の疾患のリスクを調べてもらったうえで、医学的な治療が必要であれば、医師の指導のもとで治療を行なうとともに、PART4で紹介する生活習慣の改善に努めるのが賢明です。

生活習慣の改善だけで、肝臓の脂肪蓄積のみならず、肝臓の炎症や線維化までも回復するケースがあるのです。NASH《ナッシュ》が軽快しNAFL《ナッフル》へ移行することもあります。

他方、生活習慣の乱れはNAFLをNASHへ進行させ、また、NASHをより重症化させます。

毎年、職場や自治体の健康診断を受け、常に自分の肝臓の状態をチェックすることが、脂肪肝対策の基本となります。

脂肪肝のセルフチェック①
基本編

□①腹囲が男性で85㎝以上、女性で90㎝以上である。

□②肥満度を表す指標BMI（体重kg÷【身長m×身長m】）が「23」以上である。

□③2型糖尿病と診断された。

□④脂質異常症、血圧高値（130／85㎜Hg以上）、境界型糖尿病（糖尿病予備群）の3つのうち、2つ以上があると診断された。

□⑤ほとんど毎日の飲酒量が、次に該当するほど多量である。
男性：日本酒3合以上、ビール1500mL以上、ワイン600mL以上、焼酎300mL以上のいずれか。
女性やお酒に弱い男性：日本酒2合以上、ビール1000mL以上、ワイン400mL以上、焼酎200mL以上のいずれか。

右の項目のうち、どれかひとつでも当てはまる人は、脂肪肝の可能性が疑われます。肝臓の専門医がいる医療機関で後述の「腹部超音波検査」を受け、脂肪肝の有無について診断を受けましょう。

なお、右記に当てはまる人で血液検査の結果で肝機能検査の項目であるＡＳＴやＡＬＴの値が高ければ、脂肪肝の可能性がかなり高いでしょう。あわせて、後述のＦｉｂ‐４インデックスやＮＡＦＬＤ線維化スコアで肝臓の線維化の程度をセルフチェックしておくとよいでしょう。

ここで「肝機能の値の異常高値」について説明します。

健康診断や人間ドックでの血液検査で肝機能の値といえば、一般的にＡＳＴ、ＡＬＴ、ＡＬＰ、γ《ガンマ》ＧＴＰを指します。検査機関によって基準値が若干異なり、異常高値とする値が異なる場合がありますが、どの場合でもＡＳＴとＡＬＴは31（Ｕ／Ｌ）以上で異常高値ですので、注意してください。

肝機能の値のいずれかに異常高値があれば、肝臓の専門医に相談しましょう。肝機能異常は、ＮＡＦＬＤ以外にもさまざまな原因があるのです。

脂肪肝のセルフチェック②　生活習慣編

- □ ①20歳と比べて10kg以上太った。
- □ ②夜食を食べる日が多い。
- □ ③朝食を食べない。
- □ ④早食いである。
- □ ⑤ジュースなどの甘い飲料を飲むことが多い。
- □ ⑥自動車通勤である。または、外出時に自動車を使うことが多い。
- □ ⑦男性なら30歳以上、女性なら50歳以上である。

セルフチェック①は大丈夫だった人も、この項目の3つ以上に該当する生活習慣を長く続けている人は、脂肪肝の可能性が疑われます。生活習慣の改善に努めましょう。また、次のセルフチェック③で脂肪肝の確率を診断し、受診の判断材料としましょう。

脂肪肝のセルフチェック③

脂肪肝である確率

FLI指数が目安になります

健康診断の項目（採血結果は空腹時のものです）の中の「中性脂肪」と「γＧＴＰ」、そして「ＢＭＩ」と「腹囲」の４つの数値から、『脂肪肝である確率』をチェックできます。「ＦＬＩ指数」と呼ばれるものです。

ＦＬＩ指数の計算式は難しいので、従来は医療機関で行なうのが通例でしたが、近年はインターネット上で簡単に算出できるようになりました。

ここでは、佐賀大学のインターネットページを紹介します。

(https://sagankan.med.saga-u.ac.jp/fatty_liver/1413.html)

このページにアクセスすると、右記の４項目の数値を入力する画面が出てきます。数秒でＦＬＩ指数が算出されますので、ぜひチェックしてみてください。

＊ホームページの内容は予告なく変更されることがあります。

◯結果を見てみましょう

FLI指数が30未満

脂肪肝である確率は「12・3%」で、脂肪肝である確率は低いと言えます。ただし、セルフチェック①で要注意だった人は、後述の「腹部超音波検査」を受けましょう。

FLI指数が30以上60未満

脂肪肝である確率は「58%」で、心配な状態と言えます。

FLI指数が60以上

脂肪肝である確率は「87%」で、かなり心配な状態と言えます。

Murayama K, et al. Diagnostics 2021; 11: 132

FLI指数が30以上、特に60以上の場合は、すぐに肝臓の専門医がいる医療機関を受診し、後述の「腹部超音波検査」を受けましょう。

医療機関での検査①　腹部超音波検査

妊娠中の女性でも安心して受けられる検査法です

前記の3つのセルフチェックで脂肪肝の疑いがあれば、医療機関を受診して「腹部超音波検査」を受けることをおすすめします。

腹部超音波検査は、超音波（高周波数の音波）を使って、体内の臓器から反射する波を画像化する検査法です。人間ドックの検査項目にも入っていて、肝臓はもとより、おなかの中のさまざまな臓器の情報を詳しく診断できます。放射線被曝《ひばく》の心配がないので、妊娠中の女性でも受けられます。

腹部超音波検査にはいくつか種類がありますが、一般的に広く行なわれているのは「腹部エコー検査」です。

腹部エコー検査で脂肪肝の所見があり、飲酒量が適量（15ページ参照）以下で、他の肝臓の病気がないことが確認できた人は、ＮＡＦＬＤと診断されます。

◎腹部エコー検査の落とし穴

ただし、腹部エコー検査で「脂肪肝の所見なし」と診断された場合でも、すぐに安心することはできません。

NAFLDは、肝臓に脂肪が5％以上たまった状態を指しますが、腹部エコー検査では、30％以上の脂肪沈着がなければ脂肪肝と確定診断できないのが実状です。つまり、腹部エコー検査で発見できないレベルの脂肪沈着でも、NAFLDの可能性が充分あるということです。

しかも、肝臓の脂肪の蓄積具合と、肝臓病の進行度合（肝臓の線維化の進行の程度）とは関係がありません。PART1で説明したように、NAFLDで肝臓の線維化が進行して肝硬変まで進展すると、逆に肝臓の脂肪のたまり方が少なくなることがわかっています（36ページ参照）。つまり、腹部エコー検査で発見できないレベルの脂肪沈着でも、重症の脂肪肝（線維化の進んだ脂肪肝）の場合が少なくないのです。

5％以上の脂肪肝を見つけるには、より精度の高い「超音波減衰法検査」（72ページ参照）を行なっている医療機関を受診するのが賢明です。

「肝臓の硬さ」セルフチェック

肝臓の線維化の程度をセルフチェックする2つの方法

脂肪肝の予後を決めるのは、肝臓の硬さ（線維化の進行）が最大の指標となります。NAFLDでは、肝臓の線維化が進むと、肝硬変や肝臓がんのリスクが高まるとともに、心筋梗塞や脳梗塞、糖尿病、慢性腎臓病、他臓器のがんなどのさまざまな合併症が起こり、生活に支障が出るのはもちろんですが、命を脅かすようにもなります。

本格的に肝臓の硬さを調べるには、肝臓の専門医がいる専門の医療機関を受診することが必須です。それを前提として、以下に2つのセルフチェック法を紹介します。

Fib-4インデックス

一般的な健康診断の血液検査（AST、ALT、血小板）の数値と年齢から算出できます（佐賀大学のインターネットページ https://sagankan.med.saga-u.ac.jp/fib-

4/1357.html)。ただし、アルコール性肝障害（ＡＬＤ）または65歳以上、特に70歳以上の高齢者の方は、肝線維化の進行度以上にＦｉｂ-４インデックスが高値になりやすいことが知られており、注意が必要です。

NAFLD線維化スコア

ＮＡＦＬＤの肝線維化の程度を予測する、ＮＡＦＬＤ線維化スコアは、次の３つのデータから算出します。

次のサイト（https://kanzo-kensa.com/examination/nfs/）に、「①年齢、ＢＭＩ」「②血液検査のＡＳＴ、ＡＬＴ、血小板、アルブミンの数値」「③空腹時高血糖（空腹時血糖値が１１０mg／dL以上）や糖尿病の有無」を入力すると、自動で計算できます。

Ｆｉｂ-４インデックスが「１・３以上」、またはＮＡＦＬＤ線維化スコアが「マイナス１・４５５以上」の場合は、肝臓の線維化が進んだＮＡＦＬＤである可能性が高いため、注意が必要です。

その場合、次項で説明するように、肝臓の専門医が在籍する医療機関で「超音波エラストグラフィ検査」を受けましょう。

＊ホームページの内容は予告なく変更されることがあります。

医療機関での検査②

超音波エラストグラフィ検査

数分～5分程度で高精度に肝臓の線維化の進行レベルを診断できます

肝臓の硬さ（肝臓の線維化の進行度合）の診断のための検査です。超音波エラストグラフィ検査により、数分～5分程度の短時間で、肝臓がどの程度硬くなっているのかを診断することができます。

超音波エラストグラフィ検査は、エコー検査と同様に妊娠中の女性でも受けられる安全な検査です。

脂肪肝と診断され、前記の肝臓の線維化のセルフチェックで肝臓の線維化の進行が疑われる場合は、ぜひ、超音波エラストグラフィ検査を受けてください。

なお、MRIにより肝臓の硬さを診断する「MRエラストグラフィ検査」も優れた検査ですが、現時点では、全国的に施行可能施設が少ない状況です。

日本肝臓学会のホームページを見ると、都道府県別に肝臓の専門医の在籍する医療機関を調べることができますので、「超音波エラストグラフィ」、または「MRエラストグラフィ」を設置している医療機関を受診するとよいでしょう。

なお、超音波エラストグラフィ検査と腹部エコー検査は通常同時に行なわれるため、前記のセルフチェックで肝臓の線維化が進んだ脂肪肝が疑われた場合には、最初から超音波エラストグラフィの設置がある医療機関を受診すると便利でしょう。

エラストグラフィ検査には、健康保険も適用されます。

超音波エラストグラフィ検査を特におすすめしたい人

腹部エコー検査ですべての脂肪肝が診断できるわけではなく、また、肝臓の線維化が進展すると脂肪肝の程度が軽くなってしまうことがあることは、先に説明した通りです。

前記の脂肪肝のセルフチェックで「脂肪肝の可能性あり」と判定され、腹部エコー検査を受けたものの、脂肪肝の診断に至らないケースもあると思います。

その場合でも、特に次の①～③のいずれかに当てはまる場合は、肝臓線維化進展の危険性がありますので、超音波エラストグラフィ検査を一度は受けましょう。

①血液検査で肝機能の値が異常高値で、かつ、「Ｆｉｂ－４インデックスが１・３以上、またはＮＡＦＬＤ線維化スコアがマイナス１・４５５以上、または血小板の値が20万／μL未満」。

②血小板の値が15万／μL以下（血液疾患の人は除く）。

③糖尿病と診断されている人で、「Ｆｉｂ－４インデックスが１・３以上、またはＮＡＦＬＤ線維化スコアがマイナス１・４５５以上」。

医療機関での検査③ 超音波減衰法検査

数分～5分程度で高精度に肝臓の脂肪蓄積レベルを診断できます

腹部エコー検査では診断が困難な肝臓の30％以下の脂肪沈着を含め、肝臓の脂肪蓄積量を正確に診断できるのが、「超音波減衰法検査」です。脂肪肝の精密な診断のための検査です。

超音波エラストグラフィの一種のフィブロスキャンに搭載されている超音波減衰法検査（ＣＡＰ法）は特に優れており、数分～5分程度の短時間で、エラストグラフィによる肝硬度測定と同時に、肝臓の脂肪量を正確に感度よく測定可能なため、脂肪肝の診断には大変有用です。ＣＡＰ法には健康保険も適用されます。

また近年では、各種腹部エコー検査機器に超音波減衰法検査機能が拡充されつつあります。

超音波エラストグラフィ検査を行なっている医療機関はごく一部に限られ、フィブロスキャンのような、肝臓の「脂肪量」と「線維化の進展度」を同時に正確に測定できる機器の設置がある医療機関は、さらに少ないのが現状です。

近い将来、フィブロスキャンのような機器がもっと普及し、全国どこでも脂肪肝を正確に診断できる環境になると思われます。

それまでは少し遠方の医療機関であっても、一度は肝臓の専門医を受診し、超音波エラストグラフィ検査・超音波減衰法検査を受けていただきたいと思います。

なお、特殊なＭＲＩ検査でも肝臓組織の脂肪量は正確に測定できますが、施行可能施設はさらに限られてしまう状況です。

医療機関での検査④

NASHの確定診断に必須の「肝生検」

肝生検は合併症のリスクがあるのが難点です

PART1で説明したように、NAFLDは、病態がほとんど進行しないNAFLと、進行性で肝硬変や肝臓がんの発症につながりやすいNASHとに大別されます。そして、この両者のどちらであるかを診断するためには、「肝生検《かんせいけん》」が必要になります。

「肝生検」とは、肝臓に針を刺して採取した微量の肝臓組織を顕微鏡で観察し、肝臓病を診断する方法です。

NASHの確定診断には肝生検が必須で、特に他の原因の肝臓病との見分けが難しい場合や、肝臓の線維化の進行が疑われる場合に、肝生検が行なわれます。

ただし、肝生検は入院が必要なうえ、肝臓に針を刺すために出血などの合併症が生じるリスクもあることから、肝臓の専門医が慎重に必要性を検討したうえで行なわれます。

ＮＡＦＬＤの患者数は大変多いのですが、誰もが気軽に受けられる検査ではないのが難点です。

そこで、体に負担をかけずに肝臓の線維化の程度を知る方法としては、前出の「Ｆｉｂ‐４インデックス」と「ＮＡＦＬＤ線維化スコア」があり、「超音波エラストグラフィ検査」により、さらに正確に肝線維化レベルを診断可能です。

体への負担なしに脂肪肝の程度を知る方法としては、前出の「ＦＬＩ指数」と「腹部エコー検査」があり、「超音波減衰法検査」によりさらに正確に肝臓の脂肪蓄積量が測定できます。

近年では、超音波エラストグラフィ検査値、超音波減衰法検査値、血液検査データ、糖尿病の有無、性別、年齢を組み合わせたスコアにより、さらに詳細にＮＡＦＬＤの進行の程度を推測できるようになっています。

線維化リスクに応じたNAFLDの診断と検査

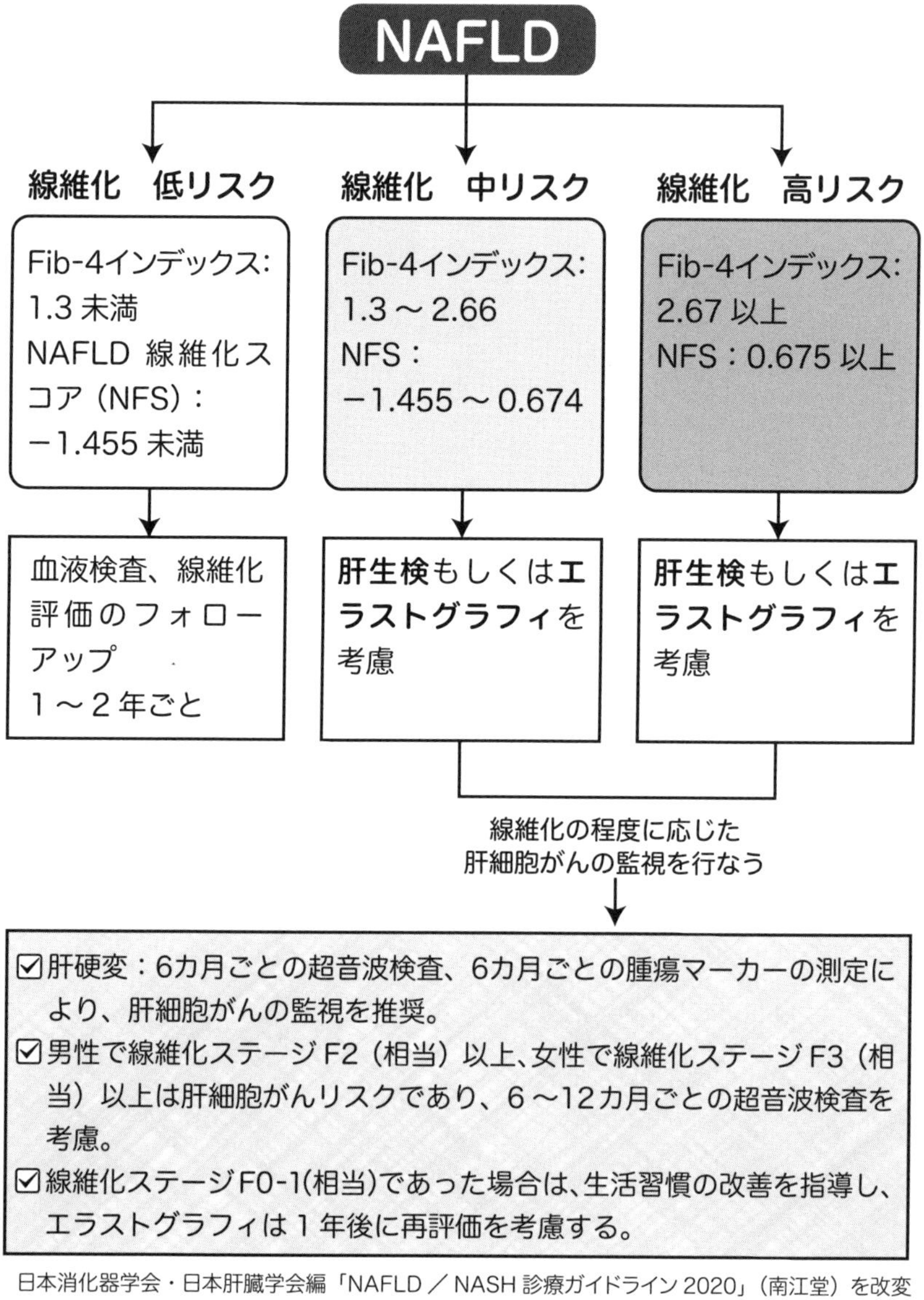
NAFLD
線維化　低リスク
Fib-4インデックス:
1.3未満
NAFLD 線維化スコア（NFS）：
−1.455未満
血液検査、線維化評価のフォローアップ
1～2年ごと
線維化　中リスク
Fib-4インデックス:
1.3～2.66
NFS：
−1.455～0.674
肝生検もしくはエラストグラフィを考慮
線維化　高リスク
Fib-4インデックス:
2.67以上
NFS：0.675以上
肝生検もしくはエラストグラフィを考慮
線維化の程度に応じた
肝細胞がんの監視を行なう
☑肝硬変：6カ月ごとの超音波検査、6カ月ごとの腫瘍マーカーの測定により、肝細胞がんの監視を推奨。
☑男性で線維化ステージF2（相当）以上、女性で線維化ステージF3（相当）以上は肝細胞がんリスクであり、6～12カ月ごとの超音波検査を考慮。
☑線維化ステージF0-1(相当)であった場合は、生活習慣の改善を指導し、エラストグラフィは1年後に再評価を考慮する。

日本消化器学会・日本肝臓学会編「NAFLD／NASH診療ガイドライン2020」（南江堂）を改変

ＮＡＦＬＤ診断後の経過観察での留意点

◯肝臓の線維化の進み具合に応じた画像検査での経過観察が必要です

ＰＡＲＴ１で説明したように、ＮＡＦＬＤでは、肝臓の線維化が進行すると、その程度に応じて肝臓がんができやすくなったり、肝硬変へ進展したりするので、定期的に画像検査（腹部エコー検査、時には腹部ＣＴ検査や腹部ＭＲＩ検査）と血液検査とを実施し、肝臓がん発生や肝臓の状態の監視を行ないます。

肝硬変に至っていれば、肝硬変の合併症である食道や胃の静脈瘤《じょうみゃくりゅう》を調べるため、「上部消化管内視鏡検査」が必要になる場合があります。

再度、エラストグラフィ検査や超音波減衰法検査を行なうこともありますので、肝臓の専門医とよく相談しながら進めてください。

脳心血管疾患や肝臓以外にできるがんなど他の疾患への注意が必要です

ＰＡＲＴ１で説明したように、ＮＡＦＬＤでは、肝臓以外の脳心血管疾患（脳梗塞や心筋梗塞など）、慢性腎臓病、糖尿病などの他疾患や、大腸がんや乳がんをはじめとした肝臓以外でのがんの発生リスクが上がります。

そして、肝線維化が進行すると、それら疾患の発生するリスクも上昇します。

ですので、特に肝線維化が進行したＮＡＦＬＤと診断された場合は、それら肝臓以外の病気へも目を向けた経過観察が必要となります。

肝臓の専門医とよく相談しながら進めていきましょう。

PART 4

脂肪肝は「腸回復」で予防・改善

脂肪肝の多くは腸内環境を整える食事と運動で解消できる

腸内環境を整えることがNAFLD対策の基本です

脂肪肝とわかったら、日常の生活習慣を見直す必要があります。メタボリックシンドロームを合併したNAFLD《ナッフルディー》の場合は、食事と運動を基本としたセルフケアだけでもかなり改善できます。キーワードは「腸回復《ちょうかいふく》」です。

脂肪肝の発生には、内臓脂肪由来および腸内細菌由来の悪玉物質が二大リスクになることはお話ししました。

腸内細菌由来の悪玉因子が肝臓へ侵入してしまうのは、リーキーガット症候群（腸壁の防御システムの崩壊）が生じるためですが、その背景には、腸内環境の乱れがあります。

また、肥満は内臓脂肪蓄積を引き起こしますが、肥満になりやすい腸内フローラがあることは報告されており、高脂肪と低繊維の欧米型食生活が、そのような腸内環境をつくり出すとされています。さらに欧米型食生活は、リーキーガット症候群を引き起こします。

したがって、腸内環境を整える食習慣と運動を実践することが、ＮＡＦＬＤおよびその背景にある肥満やメタボリックシンドローム因子を改善する、最善の決め手となります。

5％以上の「減量」でかなり効果が期待できます

腸内環境を整える食事と運動は、体重をコントロールするうえでも役立ちます。

健康診断を受けた人を対象とした日本の研究では、遺伝的要因とともに、成人後の10kg以上の体重増加が、ＮＡＦＬＤ発症の重要なリスク因子として挙げられています。仮に現体重が肥満の基準を満たしていなくても、成人してからの体重増加は内臓脂肪の蓄積を伴いやすいことから、ＮＡＦＬＤの引き金になります。

一方で、体重を減らすことによりＮＡＦＬＤの多くは解消できることが、複数の研究で明らかにされています。

肥満または過体重の人を対象とした欧米の研究では、５％以上の減量で脂肪肝の多

NASH改善に対する減量の効果

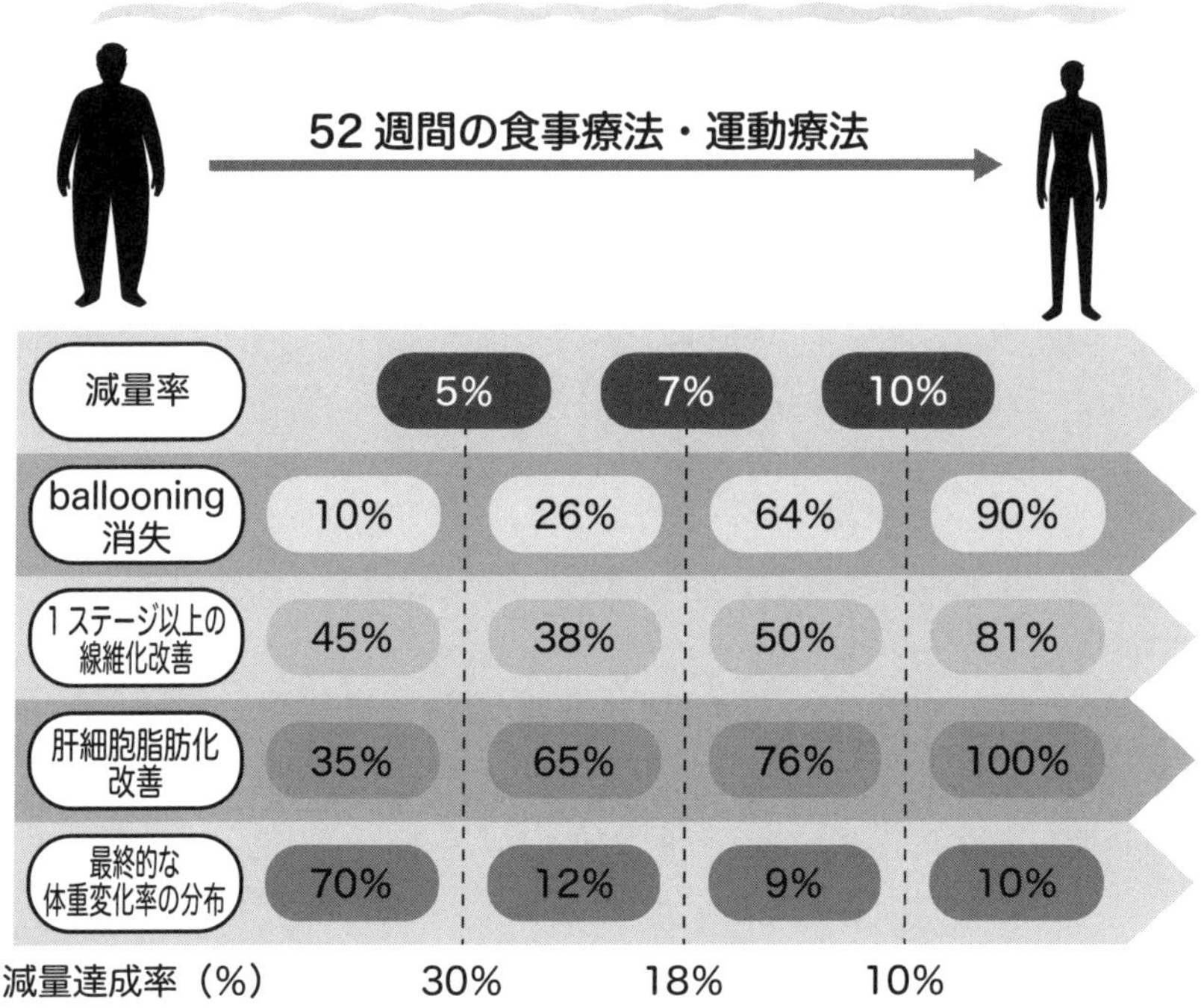

Romero-Gomez m, et al. J Hepatol. 2017; 67: 829-846

くが解消し、7%以上の減量では脂肪肝の改善に加え、肝臓の炎症や肝細胞の腫大《しゅだい》が改善し、10%以上の減量では肝臓の線維化（硬さ）のステージが改善すると報告されています。

日本人は欧米人に比べて、肥満ではない正常体重の人の中にも、NAFLDの患者さんが多いことが知られていますが、そうした人は3～5%の減量でも、NAFLDの改善に有用とされています。

善玉菌のエサになるものを食べる

プレバイオティクスの2大食品

腸内環境を整えるには、善玉菌の増殖や活性化に役立つ食品を積極的に摂る必要があります。善玉菌のエサになるものを「プレバイオティクス」と言い、食物繊維（水溶性）とオリゴ糖がその代表です。

食物繊維（水溶性）

食物繊維は「水溶性」と「不溶性」に分けられますが、善玉菌が好んで食べるのは水溶性の食物繊維です。ジャガイモやサツマイモなどのイモ類、ゴボウやニンジンなどの野菜、豆類、大豆および大豆食品、昆布やワカメなどの海藻類などに多く含まれています。大豆食品の中では特に納豆に豊富で、そのほか、切り干し大根、大麦、玄米も水溶性食物繊維の宝庫です。水溶性の食物繊維は、朝食べるとより効果的です。

オリゴ糖

オリゴ糖は、その名の通り糖質の一種です。糖質とひと口に言っても、単糖の結合数によって3つに分けられます。単糖が1つで構成されている「単糖類」と、単糖が2~10個程度結合している「少糖類」、そして単糖が10個以上結合している「多糖類」です。このうち少糖類はさらに、2つの単糖でできている「二糖類(砂糖の主成分のショ糖など)」と、3~10個の単糖でできている「オリゴ糖」に分けられます。

オリゴ糖は消化されにくいことから、糖であっても肥満につながるリスクは低く、善玉菌のエサ(プレバイオティクス)として腸内環境の改善に大変有効です。実際、小規模臨床研究で、プレバイオティクスのひとつであるフラクトオリゴ糖の投与が、NAFLDの患者さんの脂肪肝の程度を改善させたと報告されています。

オリゴ糖の補給源としては、大豆などの豆類、ゴボウ、ニンニク、タマネギ、ネギ、アスパラガス、ブロッコリーなどがあります。なお、サプリメントや顆粒《かりゅう》を利用する際は、一度に大量に摂取するとおなかが張ったり、下痢を起こしたりすることがあります。基本的には、日常の食事から摂取することがおすすめです。

腸回復のための食習慣②　善玉菌そのものを食べる

プロバイオティクスは日常的に補給することが大切です

善玉菌のエサ「プレバイオティクス」に対し、善玉菌そのものを「プロバイオティクス」と言います。ヨーグルトなどに含まれる乳酸菌やビフィズス菌をはじめ、麹《こうじ》菌や酪《らく》酸《さん》菌、納豆菌などがこれに該当します。小規模の臨床研究では、ヨーグルトに含まれている2種類の乳酸菌の投与や、複数のプロバイオティクス混合物の投与により、NAFLDの患者さんの肝機能値や脂肪肝の程度が改善したと報告されています。

乳酸菌を口から摂取しても、腸へ届く頃には多くは死滅し、腸内環境の改善には役立たないと言われていましたが、近年の研究で、死骸であっても善玉菌のエサになることから、「腸回復」に有効であることがわかっています。

ただし、乳酸菌が腸へ届いても棲《す》みつくわけではないので、日常的にプロバイオティクスを補給する必要があります。

腸回復のための食習慣③

善玉菌のエサと善玉菌を合わせて食べる

相乗効果が期待できるシンバイオティクス

プレバイオティクスで善玉菌を増やし、プロバイオティクスで善玉菌そのものを腸へ届ける——これらを組み合わせることを「シンバイオティクス」と言います。一緒に摂ることにより、「腸回復」において相乗効果が得られます。

たとえば、プロバイオティクスの代表のビフィズス菌入りヨーグルトを食べるときに、オリゴ糖の豊富な黄粉《きなこ》を混ぜる、あるいは味噌汁にキノコやワカメを入れるのもいいでしょう。

臨床研究では、プロバイオティクスであるビフィズス菌とプレバイオティクスであるフラクトオリゴ糖の同時投与や、ビフィズス菌とプレバイオティクスであるイヌリンを含むヨーグルトの投与により、ＮＡＦＬＤの患者さんの肝機能値や脂肪肝の程度が改善したとの小規模の報告がされています。

腸回復のための食習慣④ 脂質（飽和脂肪酸）の摂りすぎは控える

避けるべき脂質は「飽和脂肪酸」です

食品中の脂質は、すべて〝健康の大敵〟というイメージがあるかもしれません。特に、内臓脂肪の蓄積が重大因子となる脂肪肝の対策において、高脂質の食品は避けるべきものに思えるでしょう。

もちろん脂質の摂りすぎは脂肪肝を悪くするものの、実際のところ、脂質は主成分である「脂肪酸」の種類によって、体の中での働きが大きく異なります。簡単に言うと、避けるべき脂質がある一方で、積極的に摂ったほうがよい脂質もあるのです。

脂肪酸の種類は、大きく「飽和脂肪酸」と「不飽和脂肪酸」に分けられます。飽和脂肪酸は動物の肉（牛肉、豚肉など）の脂身、ラード、バターなどの動物油脂や、パーム油などの植物油脂に多く含まれています。

飽和脂肪酸の摂りすぎは腸内環境の悪化を介してNAFLDを促します

脂質（特に飽和脂肪酸）の摂りすぎは、腸内フローラの乱れ（悪玉菌の増加と善玉菌の減少）とリーキーガット症候群を引き起こします。そして、それに引き続き、血中のエンドトキシン濃度が上昇します。

PART2で説明したように、このような状態になると、NAFLDの肝臓の炎症および線維化が進行することが、マウスを使った実験でも確認されています。

高脂質の食事により血中エンドトキシン濃度が上昇することは、ヒトを対象とした研究でも報告されており、それがNAFLDを進展させる可能性が考えられています。

このような血中エンドトキシン濃度の上昇は、「代謝性エンドトキシン血症」と呼ばれ、肝臓のみならず脂肪組織などにも炎症を起こし、全身のインスリン抵抗性を引き起こします。

その結果、内臓脂肪から悪玉物資や遊離脂肪酸がさらに肝臓へ流入し、NAFLDを悪化させます。そればかりか、この代謝性エンドトキシン血症は、肥満、糖尿病やメタボリックシンドロームをも増悪《ぞうあく》させることが想定されています。

前記の通り、NAFLDは減量により改善します。そのため、NAFLDを予防する食事内容については、低カロリーの食事（目標体重あたり30キロカロリー／kg程度）が推奨されています。

脂質は1gあたりのカロリーが9キロカロリーと、他の栄養素に比較して多い（炭水化物とタンパク質は1gあたり4キロカロリー）ので、摂りすぎには充分注意が必要です。

脂質として摂るエネルギーは、1日の総カロリーの20～25%が推奨されています。その中でも、飽和脂肪酸の摂取を減らし、特に赤身の肉や加工肉の摂取を控えることが重要とされています。

糖の摂取については、94ページで説明します。

腸回復のための食習慣⑤

オメガ3と エクストラバージンオリーブオイル

「オメガ3系脂肪酸」を積極的に摂りましょう

不飽和脂肪酸にもいくつかの種類があります。このうち、人間の体内では合成できないため、必ず食品から摂取しなければいけない「必須脂肪酸」と呼ばれる多価不飽和脂肪酸が２つあります。オメガ６系の「リノール酸」と、オメガ３系の「α《アルファ》リノレン酸」です。

オメガ３系の多価不飽和脂肪酸には、αリノレン酸のほかに、αリノレン酸が生体内で代謝されてできる、ＥＰＡやＤＨＡなどがあります。

これらのオメガ３系脂肪酸は抗炎症作用を持っており、腸内フローラの乱れを是正し、善玉腸内細菌を増やす作用があります。また、特にＥＰＡやＤＨＡは肝細胞の脂肪量を減らす作用を持っています。

そして、ＮＡＦＬＤの患者さんの肝臓では、オメガ３系の脂肪酸が減少していることが知られています。

オメガ3系の脂肪酸の補給源としては、マグロやブリ、サンマ、イワシなど青背の魚の脂（EPA・DHA）をはじめ、食用油では亜麻仁《あまに》油やエゴマ油が有効です。

エクストラバージンオリーブオイルは腸内環境を改善させます

後述しますが、近年の研究結果により、欧米ではNAFLDの人の食事として、「地中海食」を推奨しています。そして、地中海食で多く使用されているのが、エクストラバージンオリーブオイル（EVOO）であり、脂肪肝を改善させることが報告されています。

EVOOは、「一価不飽和脂肪酸」に分類されるオレイン酸や、ポリフェノールを多く含みます。EVOOは、腸内で短鎖脂肪酸（50ページ参照）をつくる善玉菌を増やして腸内環境を改善し、リーキーガット症候群を防ぐ作用があります。さらにEVOOには、脂肪肝のみならず心血管疾患や糖尿病を防ぐ作用もあると言われています。

オメガ3系の亜麻仁油やエゴマ油は、加熱すると酸化が進んで体に悪い油に変化しやすいため、加熱調理にはEVOOを使うのがよいでしょう。

腸回復のための食習慣⑥　コレステロールは要注意

肝臓を守るには食事中のコレステロールの管理が必要です

近年アメリカで、「高コレステロール食品である卵など、食事から多くのコレステロールを摂っても心筋梗塞などの心血管疾患を引き起こすリスクは増えない」とのことで、心血管疾患予防については、コレステロールを食事で制限する必要はないと言われるようになりました。

しかし、脂肪肝や肝臓病の予防・改善の観点から見ると、事情が少し異なります。アメリカでの大規模な臨床研究では、食事中のコレステロールの量の増大が、肝硬変の発症リスクを高めることが報告されています。ＮＡＦＬＤ患者さんはコレステロールの摂食量が多く、別の臨床研究でも、卵などからのコレステロールの摂取量の増加がＮＡＦＬＤの発症を促すこと、またコレステロールの摂取量の増加とＮＡＦＬＤによる肝硬変の発症との関係が明らかにされています。

当初、メタボリックシンドロームの特徴を持つNASHの動物モデル作成のために、飽和脂肪酸や不飽和脂肪酸によるさまざまな高脂肪食を与えた研究が行なわれましたが、脂肪肝モデルは作成できるものの、そこに炎症や線維化を伴うNASHモデルは作成できませんでした。

しかし、同じ高脂肪食にコレステロールを含有させた食餌《しょくじ》を摂食させることにより、NASHの動物モデルの作成が可能となり、NASH患者の予後を決定づけるもっとも重要な因子である肝臓の線維化が促されることも明らかになっています。

高コレステロールの食事は、肝星細胞《かんほし》中に遊離のコレステロールの蓄積を増強させ、肝星細胞の活性化および肝臓の線維化の進展を促すと考えられています。

また、コレステロールの摂りすぎは腸内フローラを変化させ、胆汁酸や必須アミノ酸のひとつのトリプトファンの代謝など、腸内細菌の代謝産物を変化させることでNAFLDを進行させ、肝臓がんも発症させることが、マウスの実験で報告されています。

NAFLDの進展という見地からは、食事中のコレステロール量に留意することが大切です。

腸回復のための食習慣⑦

果糖や人工甘味料の摂りすぎに注意

果糖はNAFLDの元凶です

先進諸国では、果糖が総カロリー摂取の10％以上を占めており、NAFLDを引き起こす大きな要因として注視されています。単糖類の果糖は、エネルギー源として体内に吸収されやすいうえ、腸内フローラの乱れ、腸管の炎症、リーキーガット症候群を促し、NAFLDの発症および進行を促すことが報告されています。また、果糖はほぼ肝臓でしか代謝されない糖なので、果糖を多く摂ると肝細胞での中性脂肪の産生が増大します。それが結果的に肝臓に蓄積され、NAFLDの増悪につながります。

欧米型食生活は、ショ糖、高果糖コーンシロップを多く含みます。

ショ糖はブドウ糖と果糖とに分解されますし、この工業的に生産された液体甘味料「高果糖コーンシロップ」が、果糖の摂りすぎの元凶です。これは、果糖の含有率に応じて「ブドウ糖果糖液糖」「果糖ブドウ糖液糖」「高果糖液糖」の名称で、ほとんどの市販の甘味飲料や菓子類などに多く含まれています。

名称でわかるように果糖が高濃度で含まれており、NAFLDを促す最大の元凶と言っても過言ではありません。ドリンク類や甘い菓子類を購入するとき、果糖ブドウ糖液糖などの表示のあるものは、できる限り避けたいものです。

「糖質オフ」「カロリーゼロ」の真実

また、「糖質オフ」「カロリーゼロ」を謳《うた》う飲料も要注意です。一見、肥満、糖尿病や脂肪肝の味方のような印象を受けますが、そうした飲料のほとんどには糖類の代わりに人工甘味料（化学的に合成してつくられた甘味料）が含まれています。そして、人工甘味料もやはり、個人差があるものの腸内フローラのバランスを乱し、血糖値を上昇させる危険性や、肥満のリスクを上昇させることが報告されています。

同様に、多くの飲料や食品に含まれている食品用の「乳化剤」もリーキーガット症候群を引き起こし、糖尿病やメタボリックシンドロームを引き起こす危険性が報告されています。これらの食品添加剤の長期的な使用の安全性はまだ明らかでないため、摂りすぎには注意が必要です。

腸回復のための食習慣⑧

ポリフェノールとコーヒー

ポリフェノールはリーキーガットを改善させます

植物は、光合成をするときにポリフェノールと呼ばれる成分を産生します。ポリフェノールは植物の色素、あるいは苦味や渋みのもとになる成分で、強い抗酸化作用があることが知られています。

抗酸化作用というのは、私たちの健康維持に欠かせない働きです。

体内では、食事で摂った栄養素をもとにエネルギーをつくり出すたびに、副産物として有害な活性酸素が多量に発生します。

体には活性酸素を除去するシステムが備わっていますが、何らかの理由でその働きが低下すると、活性酸素による〝酸化ストレス〟が発生します。NAFLDに伴うリーキーガット症候群の際にも、腸管に炎症と酸化ストレスが引き起こされます。

食事で摂ったポリフェノールは腸内で抗酸化作用を発揮して、腸の炎症を抑制し、リーキーガット症候群を抑える作用があります。さらにポリフェノールには、リーキーガット症候群を防ぐ特定の腸内細菌（Akkermansia muciniphila）を増やす作用も報告されています。

実際に、ＮＡＦＬＤの進展やインスリン抵抗性を抑えるポリフェノールとして、ブルーベリーやブドウなどのさまざまな果物や野菜などに含まれるアントシアニン、柑橘類に含まれるヘスペリジン、大豆に含まれるゲニステイン、緑茶に含まれるカテキンなどが、小規模の臨床研究で報告されています。

コーヒーをブラックで毎日3杯以上飲むのがおすすめです

１日３杯以上コーヒーを飲む人は、ＮＡＦＬＤを発症しにくいという報告や、毎日のコーヒーの摂取が、ＮＡＦＬＤの進展を抑えることが報告されています。

コーヒーに含まれるクロロゲン酸はポリフェノールの一種で、腸内フローラの乱れを是正してリーキーガット症候群を抑え、ＮＡＦＬＤを改善させます。

コーヒーに含まれるカフェインも、ポリフェノールではないものの、脂肪肝の抑制効果や肝保護作用があると言われています。

さらにコーヒーを毎日飲む人は、ほとんど飲まない人に比べ、肝臓がんの発生率が半分程度に減少するとされています。

また、コーヒーを1日に2杯以上飲むと、肝硬変（ウイルス性でない）により死亡するリスクを半分以下に抑えられるとも報告されています。

NAFLD対策としては、砂糖やミルクなしのブラックコーヒーの飲用がおすすめです。

なお、近年のわが国の報告で、重度の高血圧（160／100㎜Hg以上）がある人は、毎日2杯以上のコーヒー摂取でかえって心血管疾患による死亡の危険度が増えたとされましたので、1杯程度にしておくのがよいでしょう。

「地中海食」のすすめ

欧米の関係学会が推奨する「地中海食」

日本の食生活は終戦を境に欧米化が進み、現在ではすっかり定着しています。欧米型の食生活は、飽和脂肪酸や高果糖コーンシロップなどの多い高カロリー食品が中心で、ビタミンやミネラルの摂取量が少なく、栄養バランスが偏《かたよ》っているのが難点です。脂っこい肉料理や甘いスイーツばかり食べて、野菜をほとんど食べないような人は、まさにこれに該当します。

こうした欧米型の食生活は、腸内環境を悪くして、リーキーガット症候群を引き起こし、血中のエンドトキシン濃度を上昇させ、NAFLDの発症・進行を促します。

そこで欧米の多くの関係学会では、近年、NAFLDの予防のために「地中海食」を推奨しています。

地中海沿岸で伝統的に食されている料理には、前記した水溶性食物繊維、一価不飽和脂肪酸、オメガ3脂肪酸、ポリフェノールなどが豊富に含まれており、NAFLDの予防に最適と言えます。地中海食は、肝細胞がんの発症を減らす効果も報告されており、さらに、心血管疾患や、糖尿病をはじめとしたメタボリックシンドロームの予防にも有用と言われています。

和食と共通する食材が多いので日本人にはなじみやすい

地中海食は、次のような食材が豊富です。食事の内容や過ごし方は、次ページの「地中海食ピラミッド」が参考になります。牛肉や豚肉は少なめに、穀物や野菜を多めに摂ります。

- ☑ 新鮮な野菜と果物（水溶性食物繊維、ポリフェノール）
- ☑ 豆類（水溶性食物繊維、ポリフェノール）
- ☑ 全粒穀物（食物繊維）
- ☑ 魚介類（オメガ3脂肪酸）
- ☑ エクストラバージンオリーブオイル（一価不飽和脂肪酸、ポリフェノール）
- ☑ ナッツ（一価不飽和脂肪酸、ビタミンE）

地中海食ピラミッド

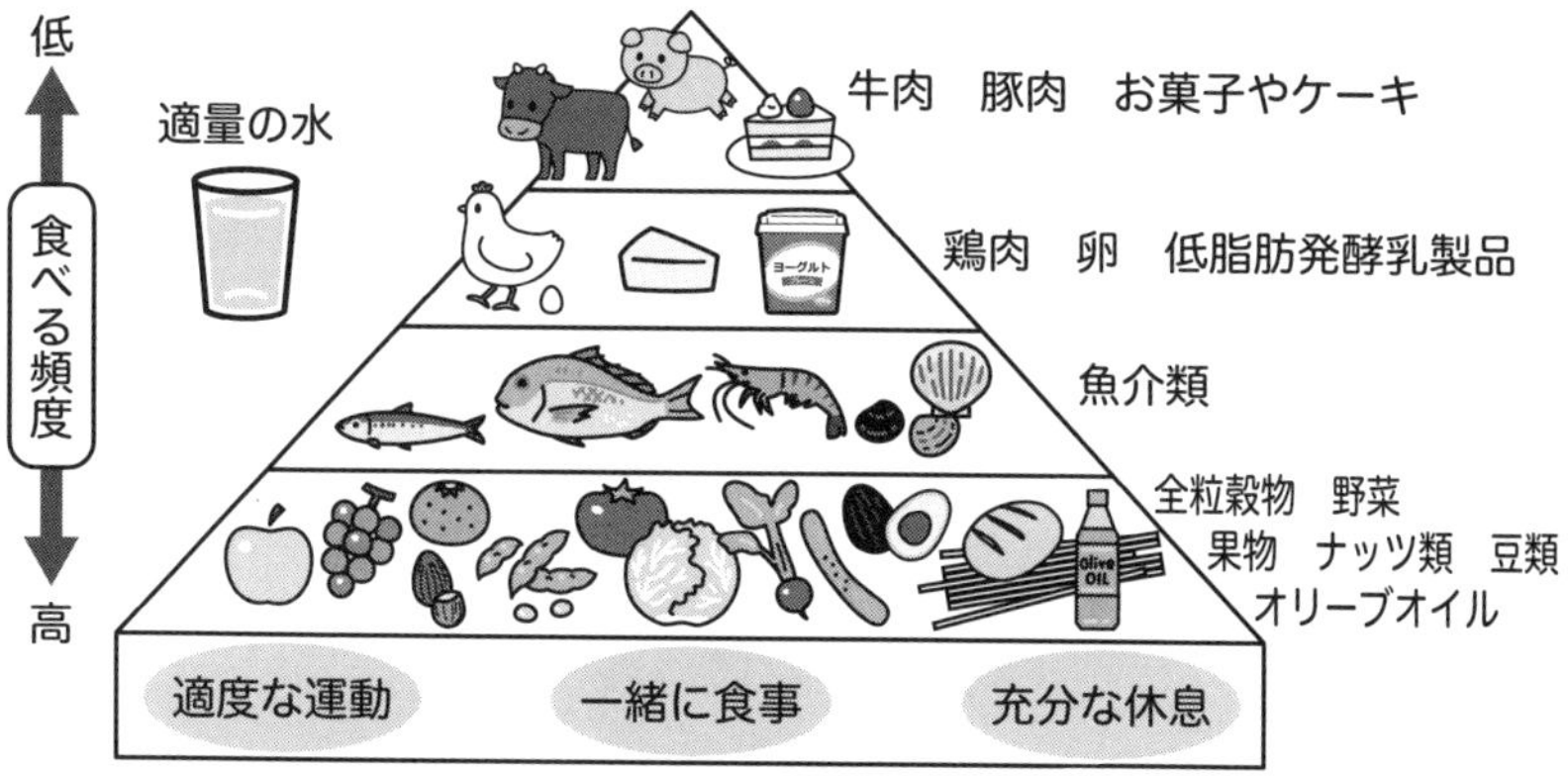

＊ハーブやスパイスを用いて減塩に留意する。

頻　度	食事の内容と過ごし方
月に数回まで	赤身肉（牛肉や豚肉）、スイーツ（お菓子やケーキなど）
週に数回	鶏肉、卵（週に4個未満）、チーズ、ヨーグルト（低脂肪発酵乳製品）
毎週少なくとも2回以上	魚、シーフード
毎日の毎回の食事	全粒穀物、野菜、果物、オリーブオイル、ナッツ類、豆類、マメ科植物・種子、ハーブとスパイス
毎日	適度な運動、誰かと一緒に楽しく食事をする、充分な休息
毎日飲む	水（1.5〜2L／日）

OLDWAYS（米国非営利団体）「Mediterranean diet pyramid」の資料を改変

地中海食が増えると、体重がそれほど減少しなくても、NAFLDが改善したという報告があります。また、ビタミンEには抗酸化作用があり、NAFLDの進行を抑える働きがあります。

地中海食の食材は和食と共通するものが多く、主食の一部を玄米や雑穀などの全粒穀物とし、エクストラバージンオリーブオイル（EVOO）とナッツを加え、食後にブラックコーヒーで一服すれば、脂肪肝対策は万全となります。

腸回復のための食習慣⑩

朝食とカロリー制限

毎日の朝食摂取はNAFLD対策の基本です

肥満やメタボリックシンドロームを伴うNAFLDの人は、体重を減らすことが病態の改善に役立つことは、本パートの冒頭でお話ししました。

ただし、後記するサルコペニア（筋肉の減少：112ページ参照）がある人や肝硬変まで進んでいる人は、極端な食事制限には要注意です。

栄養不足からサルコペニアを増悪させて、かえってNAFLD進展のリスクが増大することがあります。なお、そのような人には、充分なタンパク質の補給が必要となります。

中には、カロリーを抑えようとして朝食を抜く人がいますが、それはよくありません。朝食の摂取は私たちの「体内時計」をリセットし、体内の糖や脂質の代謝リズムを調整するのに重要と考えられています。朝食を抜くと、血糖値が高くなったり、肥満になったりするリスクが高まると報告されています。

カロリーと炭水化物の摂取の多くを夕食から朝食へシフトすることで、1日の総カロリー摂取量が同じでも、減量することができ、血糖値も下がるとされています。タンパク質も朝食で摂るほうが、血糖値の低下を促し、骨格筋量を増加させやすいと報告されています。

腸内フローラも体内時計の影響を受けます。食物繊維も朝に摂ったほうが、より腸内環境を改善させるとされています。

また近年になり、夜間にある程度の絶食時間があるほうが、腸内フローラをよい状態に保つことができ、メタボリックシンドロームの改善作用があることがわかってきました。朝食をしっかり食べたうえで、後述するサルコペニアや肝硬変のない人は、夕食も早めに済ませ、夜食を控えるという規則正しい生活スタイルを送ることが、「腸回復」にも大切です。

減量のため適度なカロリー制限を心がけましょう

肥満(BMIが25kg/m²以上)の場合は、目標とする1日の摂取エネルギー量の目安は、目標体重１kgあたり25キロカロリー程度のカロリーか、今までの１日の摂取カロリーから５００キロカロリー少ないカロリーか、達成可能なほうになります。

肥満のない場合（ＢＭＩが25未満）は、目標とする１日の摂取エネルギー量の目安は、軽い労作（大部分を座位で過ごす場合：目標体重１kgあたり25～30キロカロリー）、普通の労作（座位中心だが通勤・家事・軽い運動も行なう場合：目標体重１kgあたり30～35キロカロリー）、重い労作（力仕事、活発な運動習慣がある場合：目標体重１kgあたり35～キロカロリー）になります。

目標体重（kg）の目安は、次の通りです。

65歳未満　：身長（m）×身長（m）×22
前期高齢者（65～74歳）：身長（m）×身長（m）×22～25
後期高齢者（75歳以上）：身長（m）×身長（m）×22～25

１日のエネルギー摂取量の目標は、目標体重（kg）×（目標体重１kgあたりのカロリー）となります。

実際に始めてみて難しければ、まずは達成可能なところ（今までの1日の摂取カロリーから250キロカロリー程度少ないカロリー）から始めていきましょう。

なお、65歳以上の高齢者の場合は、減量に伴い骨格筋量が減少し、後述のサルコペニアを合併しやすいため、後述の有酸素運動およびレジスタンス運動をなるべく併用するようにしましょう。

食事のカロリーや栄養素の内訳の計算にはスマホアプリが便利です

食事のメニュー内容ですが、スマートフォンで実際の食事を写真に撮るだけで、カロリーと栄養素の内訳を表示してくれる便利なアプリが多数ありますので、ぜひ試してみてください。

食習慣について説明してきた内容を頭に入れて、そのうえで、1日のカロリーの中で、炭水化物のエネルギーを40〜60％、脂質のエネルギーを20〜25％にすることを目安に、献立を組み立てていきましょう。

腸回復のための食習慣⑪

ひと口30回。よくかんで食べる

「早食い」はNAFLDにつながります

NAFLDの発症リスクとして、「早食い」も挙げられています。早食いの人は、食物をほとんどかまずに飲み込んでしまいます。早食いの人は咀嚼《そしゃく》による満腹中枢刺激が乏しく、さらに、満腹感を覚える前にどんどん食べてしまいがちなので、結果的に過食につながりやすいところも問題です。さらに早食いは、食後の高血糖とインスリン分泌とを引き起こし、肥満、メタボリックシンドローム、糖尿病、心血管疾患に加え、NAFLD発症・進展のリスクを高めます。

食事をするときは、「ひと口30回」と決めて、ゆっくりよくかんで食べるようにしましょう。特に夕食時には気をつけましょう。かむという行為で満腹感も覚えやすいので、食べすぎ防止にも役立ちますし、吸収がゆっくりとなり、食後の急峻《きゅうしゅん》な血糖上昇が抑えられます。

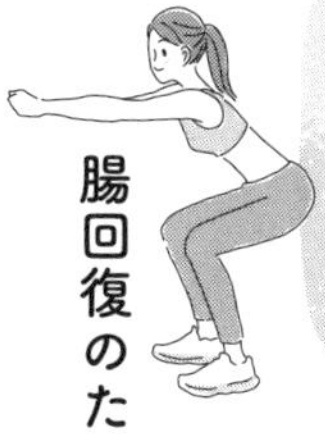

腸回復のための運動習慣① 有酸素運動

週3回以上、1日20分以上行なうのが理想です

適度な運動は、脂肪肝の改善に多方面から効果を発揮します。運動による療法は、「有酸素運動」と「レジスタンス運動」の2つに大別されます。

有酸素運動は、呼吸で吸い込んだ酸素を使って体内の脂質や糖質をエネルギー源として消費する運動のことです。ＮＡＦＬＤの元凶である内臓脂肪を減らすうえでとても効果的で、ウォーキングやサイクリング、スイミングなどがこれに該当します。

一人ひとりに合った無理のない強度の運動から始めることで、誰でも気軽に実践することができます。

内臓脂肪の減少のほか、血糖値の上昇につながるインスリン抵抗性の改善や、肝臓での脂肪合成の低下、さらには内臓脂肪から分泌・放出されるＴＮＦα《アルファ》などの悪玉アディポサイトカインや遊離脂肪酸も減って、ＮＡＦＬＤの改善に効果があると言われています。

また、カロリー制限の食事療法を行なっている場合でも、有酸素運動を行なっていると、骨格筋量の減少が抑えられ、後述のサルコペニアの進行の抑制につながります。

欧米の関係学会では、週に150~300分の中強度（速歩きなど）の有酸素運動を推奨しています。若年者や心肺機能が高い人では、週に75~150分の高強度（ジョギングなど）の有酸素運動でもよいとされています。

糖質と脂肪が効率よく燃焼するためには20分以上の持続が望ましいとされていますが、10分程度の積み重ねでも有効です。また、運動効果の持続は運動後48時間程度までなので、運動をしない日が2日間以上続かないことが推奨されています。目安としては週に3回以上、1日20分以上行なうことが基本です。

中強度の運動とは、最大酸素摂取量の50%前後（40~60%）の強さのものを指します。

運動の強さの感じ方と心拍数との関係を、次ページで表にします。無理のない強さの運動から始めて、運動に慣れてきたら徐々に運動の強さを上げるとよいでしょう。

ただし、がんばりすぎると長続きしなかったり、体に負担がかかったりするので、

自覚的運動強度（RPE）と心拍数

RPE 点数	強度の割合 % VO_2max.	強度の感じ方	1分間あたりの脈拍数					その他の感覚
			60代	50代	40代	30代	20代	
19	100	最高にきつい	155	165	175	185	190	体全体が苦しい
18								
17	90	非常にきつい	145	155	165	170	175	無理。強度の割合 100% と差がないと感じる。若干言葉が出る。息が詰まる
16								
15	80	きつい	135	145	150	160	165	続かない。やめたい。のどが渇く。がんばるのみ
14								
13	70	ややきつい	125	135	140	145	150	どこまで続くか不安。緊張。汗びっしょり
12								
11	60	やや楽である	120	125	130	135	135	いつまでも続く。充実感。汗が出る
10								
9	50	楽である	110	110	115	120	125	汗が出るか出ないか。フォームが気になる
8								
7	40	非常に楽である	100	100	105	110	110	楽しく気持ちがよいが物足りない
6								
5	30	最高に楽である	90	90	90	90	90	動いたほうが楽。まるで物足りない
4								
3	20		80	80	75	75	75	

体育科学センター資料および RPE より，伊藤朗改変，1984 を改変

無理のない範囲で長く続けることがもっとも重要です。運動の前後にウォーミングアップとクールダウンの時間を設け、徐々に負荷を上下するようにしましょう。

なお、食後にずっと座っておらず、30分おきに3分間軽く歩くと、食後の高血糖が改善することが報告されています。

日常でもずっと座っていることなく、30分間に1回は立ち上がって、何かしらの作業を行なうようにしましょう。座っている時間が長いことは、肥満にもつながります。また、階段ののぼり降りや、通勤の際の歩行の追加など、日常生活に運動を取り入れるようにしましょう。

適度な有酸素運動は、減量を伴わない場合でもNAFLDの改善に有用であり、次項で紹介する「レジスタンス運動」を加えると、さらに効果的であることが、欧米の関係学会で提言されています。

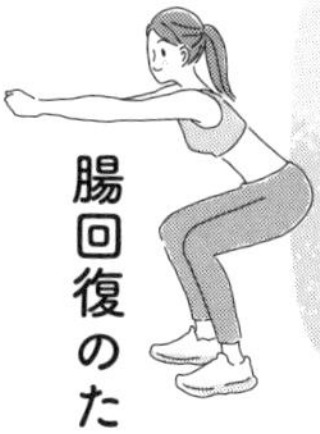

腸回復のための運動習慣② レジスタンス運動

レジスタンス運動もＮＡＦＬＤの改善に大変有効です

レジスタンス運動というのは、骨格筋量や筋力を増やすことを目的として、筋肉に負荷をかける、いわゆる筋トレです。

運動により骨格筋の糖の取り込みやインスリン抵抗性は改善しますが、レジスタンス運動により骨格筋の量が増えると、さらにそれらは改善します。すると、ＮＡＦＬＤも改善します。

そもそも骨格筋量が増えると、私たちはさらに活動できるようになります。また、骨格筋量が増えると基礎代謝（体を動かしていない安静時に消費されるエネルギー量）が高まって、ＮＡＦＬＤの発症・進行の重大な引き金となる肥満の改善にもつながります。レジスタンス運動は前記の有酸素運動と同様に、ＮＡＦＬＤの改善に非常に有効な手段なのです。

欧米の関係学会では、有酸素運動にレジスタンス運動を追加するのがもっとも効果的であるとされています。レジスタンス運動は、骨格筋の疲労回復にも配慮し、連続しない日程で20〜30分の運動を週に2〜3回行なうようにするとよいでしょう。

「握力と歩くスピードの低下」はサルコペニアのサイン

骨格筋量は加齢により一定の割合で減少しますが、加齢による骨格筋量と機能の減少は、「サルコペニア」と呼ばれています。

サルコペニアの国際診断基準や日本肝臓学会の診断基準では、骨格筋量、筋力、身体機能が一定の水準以下に低下した状態で診断され、筋力は握力で、身体機能は歩行速度で評価されます。「最近、握力が弱くなった」「歩くスピードが遅くなった」と感じる人は、特に要注意です。

ちなみに、診断基準では、握力（利き手の最大値）が「男性で28kg未満」「女性で18kg未満」で筋力低下と診断されます。

みなさんは、いかがでしょうか？　サルコペニアは加齢による一次性と、それ以外の原因が明らかな二次性とに分類されています。

NAFLDとサルコペニアとはお互いがお互いを悪くします

NAFLDや肝硬変は二次性のサルコペニアの原因となることがわかっています。PART1で説明した、NAFLDの際に増加するTNFαなどの「炎症性サイトカイン」は、骨格筋のタンパク分解を進めます。また、骨格筋のインスリン抵抗性の悪化や、骨格筋のタンパク合成を引き起こすインスリン様成長因子の肝臓での産生の減少なども、NAFLDでサルコペニアが進行する原因です。

骨格筋量が少ないサルコペニアの患者さんでは、前記のようにNAFLDの発症・進行のリスクが増加しますが、逆にNAFLDが進行すると、サルコペニアが悪くなるという悪循環になってしまうのです。

NAFLDは肥満を伴うことが多いのですが、肥満とサルコペニアを合併した「サルコペニア肥満」の状態になると、さらにNAFLDが進展しやすくなることがわかっています。肝硬変の予後にも悪影響を及ぼすと言われています。

また、サルコペニアになると、骨格筋量の重さが減る分、内臓脂肪が多くても体重に反映されにくく見逃されやすいので、注意が必要となります。

有酸素運動に追加して、骨格筋量・筋力を増やすレジスタンス運動を行なうと、NAFLDに合併しやすいサルコペニアの予防・改善に有用で、ひいてはNAFLDの発症予防、進展予防につながります。

なお、サルコペニアの予防・改善には、運動に加えて、充分なタンパク質の摂取が推奨されています。ただし、重度の腎臓病がある人は、主治医に相談しましょう。

筋肉の7割が存在する下半身を鍛える「スクワット」がおすすめです

レジスタンス運動は、有効な有酸素運動を行なうことが難しい高度な肥満の人、心肺機能が低下している人でも行なうことができるのが利点です。レジスタンス運動のあとに有酸素運動を行なうと、脂肪の燃焼効果が向上するとも言われています。

レジスタンス運動の中でも、「スクワット」は年代を問わずおすすめです。筋肉の7割が下半身にあるため、若い人はもとより、高齢になってもスクワットは体に負担なく継続することができます。高齢者の転倒予防、体力向上にも効果的です。

なお、プールの利用が可能な場合、水中歩行はレジスタンス運動と有酸素運動が組み合わさった運動で、ひざ関節への負担も軽く、有用です。

おすすめレジスタンス運動①

スローつま先立ち

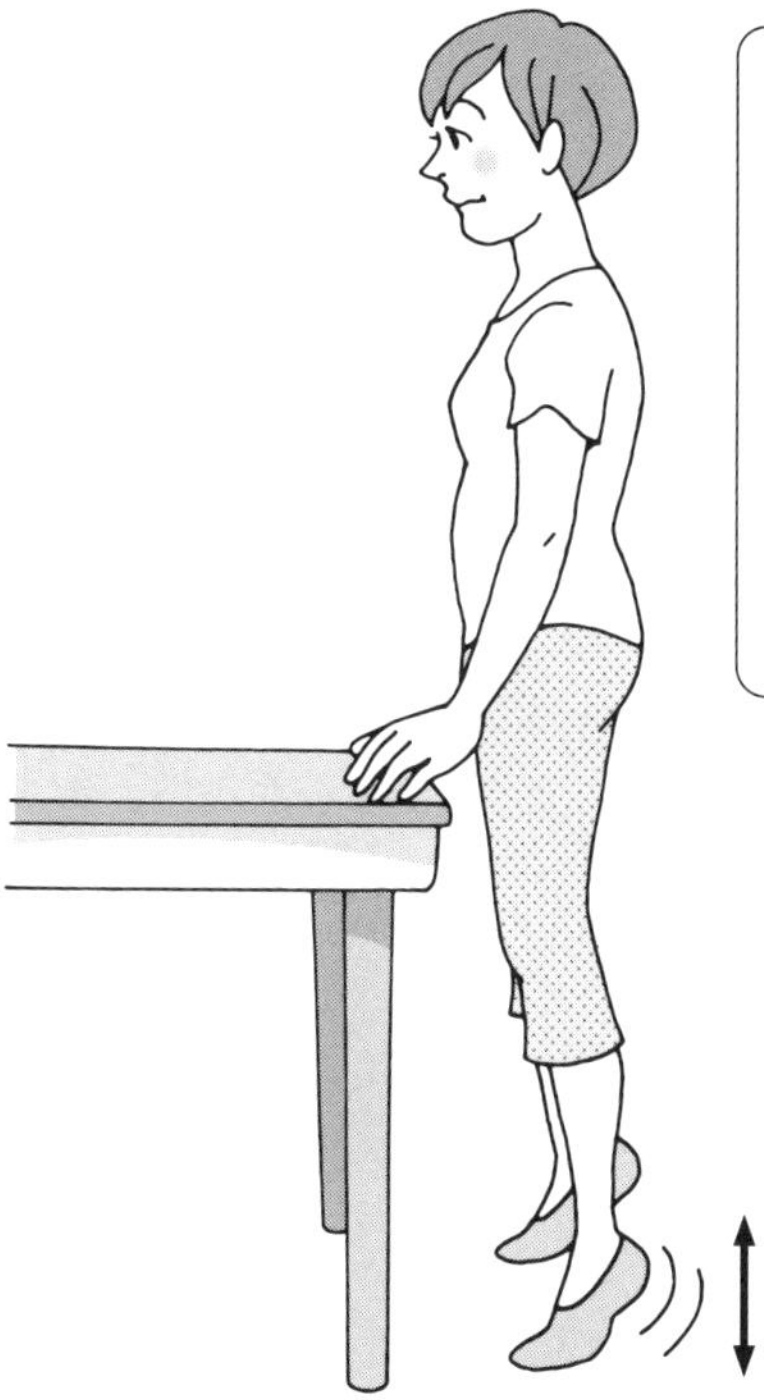

スローつま先立ちやスロースクワット（116・117ページ）が難しい人は、イスに座って行なうスロー片足持ち上げ（118ページ）やスロー片ひざ持ち上げ（119ページ）から始めてみましょう。

①机やイスなど、両手を添えられるものの前で、足を肩幅に開き背すじを伸ばして立つ。

②できるだけ高くつま先立ちをするように、4秒間かけてゆっくりとかかとを上げる。

③4秒間かけてゆっくりとかかとを下ろす。そのとき、かかとが床につきそうなギリギリのところで止める。

④②と③の動作を休みなく8回行なう。休みなく行なうのがポイント。

スロースクワット

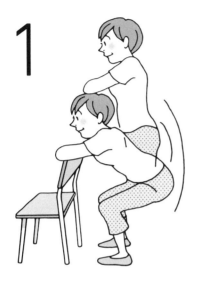

1

☞イスの背もたれ（机でもよい）の後方に、足を肩幅より少し広めに開いて立ち、両手のひじから先を胸の正面で上下に重ねて背もたれ（机）につける。

☞このとき、ひざはつま先と同じ方向に向け、ひざ頭がつま先より前に出ないよう気をつける。背中は丸めない。

☞慣れてきたら、無理のない範囲で、太ももと床がなるべく平行に近くなるような高さのイスや机にする。

2

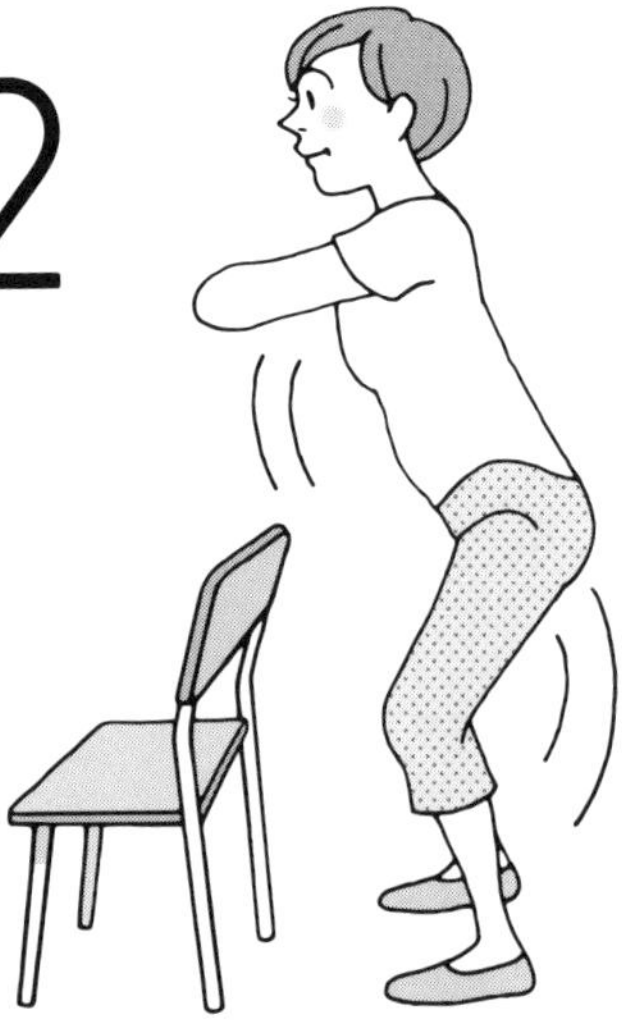

5秒かけて

☞5秒かけて、ゆっくり立ち上がる。

3

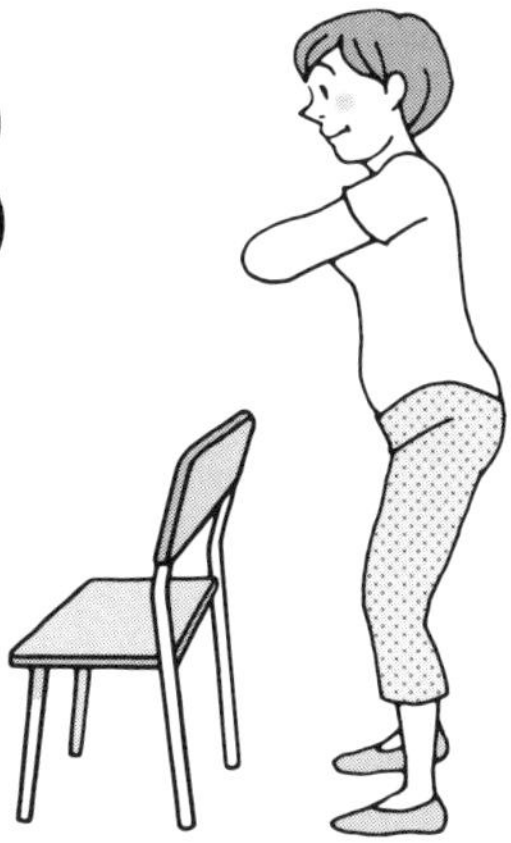

☞ひざが伸びきる手前で止める。ひざは完全に伸ばさない。

4

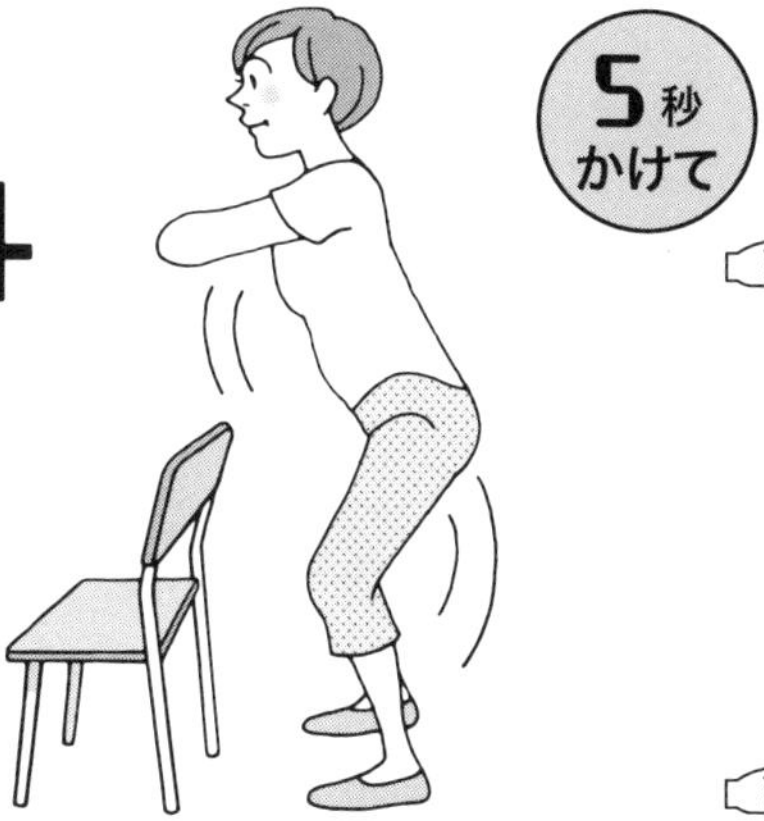

☞5秒かけて、腕が背もたれにつくまで腰をゆっくり沈めていく。

5

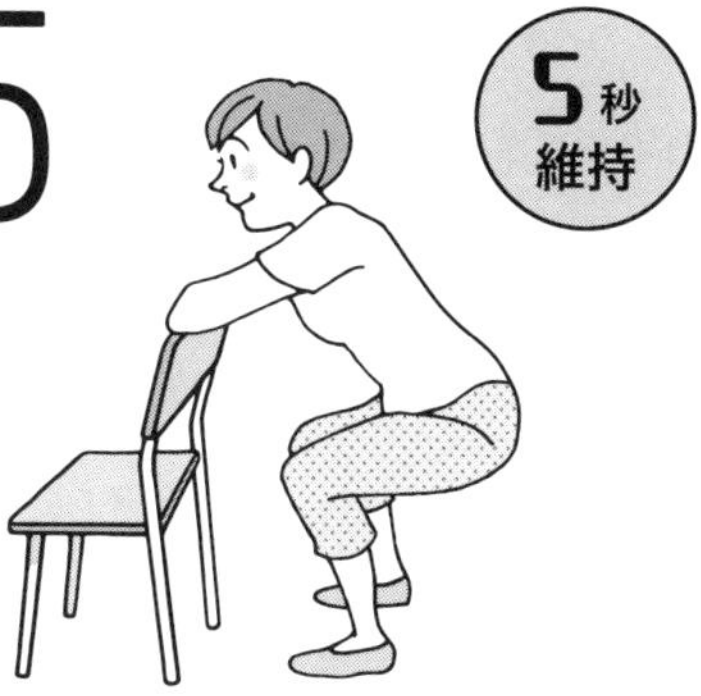

☞腕が背もたれについたら、その姿勢を5秒維持。このとき、ひざ頭がつま先より前に出ないよう気をつける。背中は丸めない。

☞**2～5**の動作を休みなく計5回行なう。動作中に呼吸を止めないよう気をつける。

おすすめレジスタンス運動③

スロー片足持ち上げ

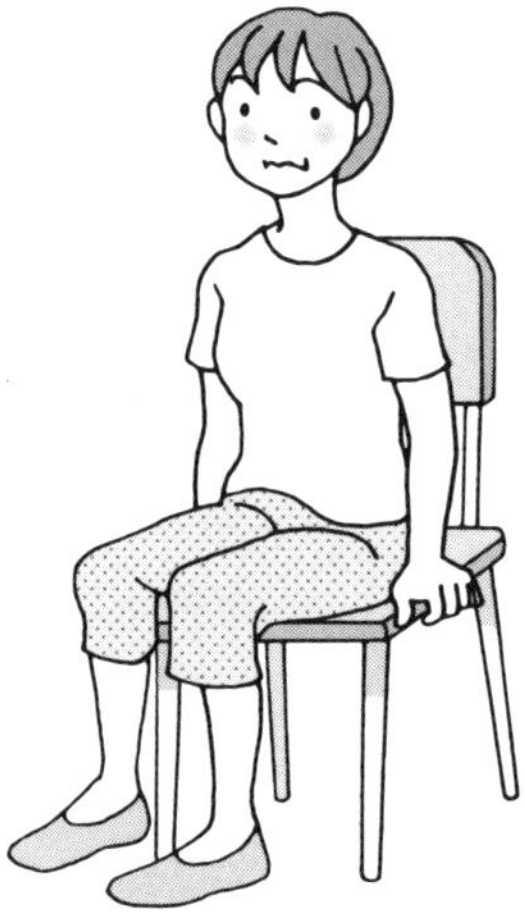

1

☞背もたれのあるイスに浅めに座り、背すじを伸ばしてイスの座面をつかんで体を安定させる。

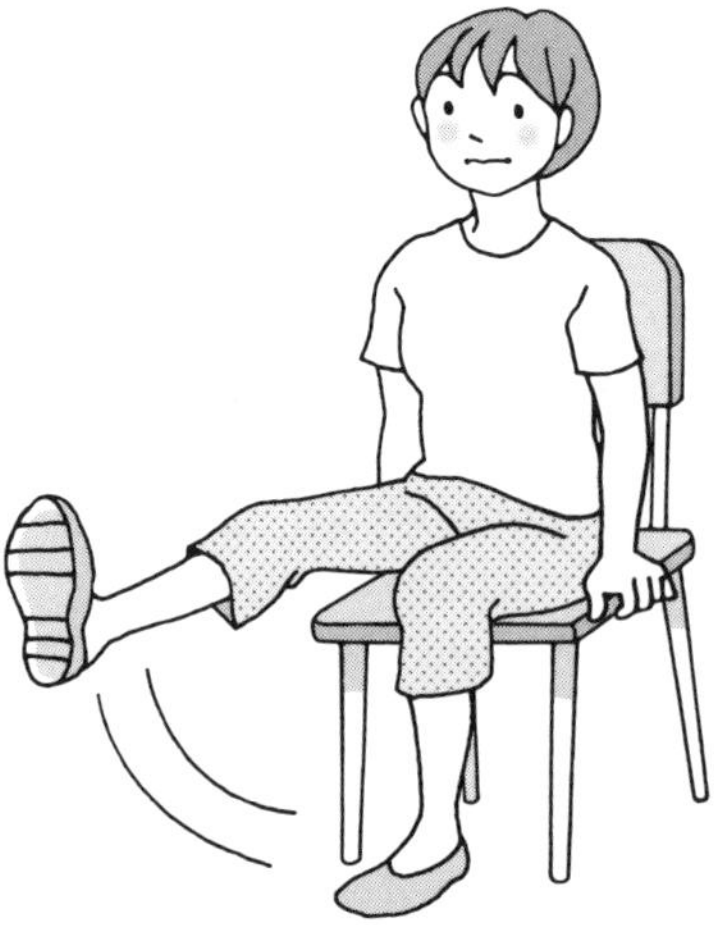

2

①右足を水平になるまで4秒間かけて持ち上げる。
②かかとを押し出すようにして、つま先はできるだけ顔のほうに向ける。
③4秒間維持したら、4秒間かけてゆっくり足を下ろす。
④①～③の動作を休みなく計8回行なう。反対側も同様に行なう。

おすすめレジスタンス運動④

スロー片ひざ持ち上げ

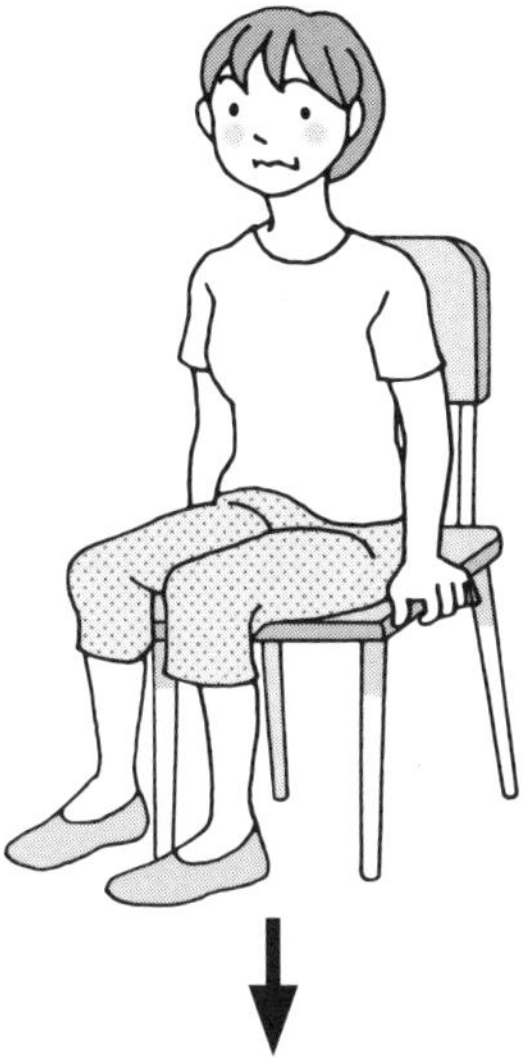

1

☞背もたれのあるイスに浅めに座り、背すじを伸ばしてイスの座面をつかんで体を安定させる。

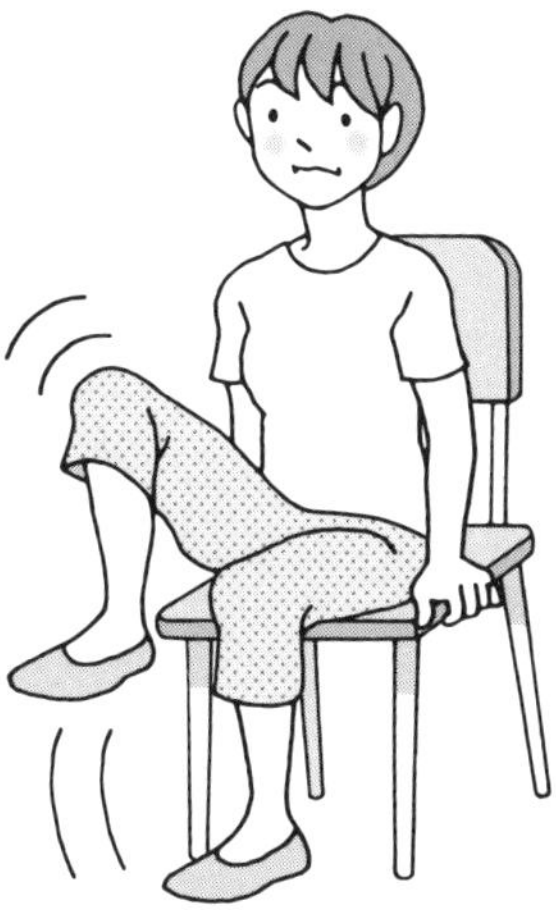

2

①右ひざを持ち上げる感覚で、4秒間かけて上げられるところまで上げる（背すじは伸ばしたまま）。
②4秒間かけてゆっくり元に戻す。戻した足はなるべく休ませない。
③①と②の動作を休みなく計8回行なう。反対側も同様に行なう。

腸回復のための運動習慣③

腸内環境を整えるうえでも有効

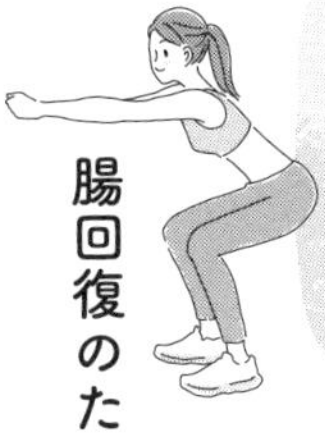

適度な運動は腸内環境にもよい影響を及ぼします

有酸素運動とレジスタンス運動の組み合わせにより腸内細菌叢《そう》の多様性が回復し、腸内細菌の乱れが改善することが、複数の動物実験で示されています。

ヒトを対象とした調査でも、ハーフマラソンの前後で、腸内細菌叢に変化が見られたという研究結果もあります。さらに、中強度から高強度の30～60分間の運動を週に3回、6週間持続すると、腸内細菌の酪酸《らくさん》酸性菌が増加したとの報告があります。

近年では、有酸素運動とレジスタンス運動を組み合わせた計45分間の運動を、週に4回、8週間行なうと、腸内細菌叢の多様性が増加したとの研究結果が示されました。

なお、心筋梗塞や狭心症、急性感染症のほか、コントロールできていない高血圧、糖尿病、腎障害、ＢＭＩが35以上の高度肥満の人は、必ず医師と相談のうえで運動を行なうようにしてください。

腸回復のための生活習慣①「禁酒」が原則

アメリカの消化器病学会ではNAFLDの人の飲酒制限を推奨しています

ＮＡＦＬＤの診断基準からもおわかりのように、そもそもＮＡＦＬＤの人の飲酒量は少量（エタノール換算で男性30ｇ／日以下、女性20ｇ／日以下）です。

それくらいの少量の飲酒量がＮＡＦＬＤにどのような影響を及ぼすかについては、以前から欧米の学会を中心に議論されてきました。

近年では、大規模な研究結果も含めた複数の報告で、少量の飲酒でもＮＡＦＬＤに悪影響を及ぼすとされており、アメリカの消化器病学会では現在、「ＮＡＦＬＤ患者の飲酒は制限すべきであり、特に喫煙者（または喫煙歴のある人）は禁酒すべき」と提言しています。

ＮＡＦＬＤの中で、少なくともＮＡＳＨの人や、肝臓の線維化が進行している人は禁酒すべきでしょう。

腸回復のための生活習慣②

睡眠不足にも要注意

睡眠不足が続いている人は腸内環境の悪化が疑われます

睡眠時間が6時間未満の睡眠不足は、NAFLDおよびMAFLD《マッフルディー》の発症リスクを高めることが報告されています。睡眠不足は過食を引き起こして肥満を招き、また、交感神経を活性化することで、インスリン抵抗性を増大させます。

睡眠不足によるリーキーガット症候群にともない、腸内細菌由来のエンドトキシンが肝臓にダメージを与え、さらに全身を巡って、インスリン抵抗性を促して肥満や糖尿病の発症を促すほか、脂肪組織由来の遊離脂肪酸が肝臓に蓄積されやすくなります。

睡眠障害が続くと、慢性炎症を引き起こす物質（インターロイキン6など）の産生が増えて、NAFLDの進行をはじめ、心血管疾患やがんの発生にもつながる可能性が、大規模な研究で明らかにされています。逆に、プレバイオティクスやプロバイオティクスによって腸内環境を整えると、睡眠の質が改善することが報告されています。

メタボ解消がNAFLD対策の基本

◯医療機関で受けられる治療

NAFLDに対する薬物療法は、多くの国々でさまざまな臨床試験が進められています。しかし、決定的な治療薬の開発にはいまだ至っていないのが現状です。

とはいえ、これまで説明してきた「食事」「運動」「生活習慣」に気をつけたセルフケアと減量により、NAFLDの多くは改善します。

現在医療機関で行なわれている治療は、主に、NAFLDの背景にあるメタボリックシンドロームの因子（内臓脂肪型肥満、2型糖尿病、脂質異常症、高血圧）に対する薬物療法で、NAFLDの改善に有効性を発揮します。

2型糖尿病

2型糖尿病を合併している患者さんに対しては、チアゾリジン誘導体ピオグリタゾン、GLP‐1アゴニスト、SGLT2阻害薬の使用が推奨されています。

ピオグリタゾンは、NAFLDによる肝臓の線維化などを改善する作用が報告されています。副作用として体重増加、心不全、骨折のリスクが報告されています。

一方、SGLT2阻害薬は、肝組織の改善に対する報告は少ないものの、肝機能や脂肪肝の改善効果が示されています。

GLP‐1アゴニストの有用性については、肝臓の線維化を伴うNASHの患者さんを対象に、72週間にわたって16カ国の多施設で実施された「プラセボ対照ランダム化二重盲検比較試験」が報告されています。

結果は、肝臓の線維化の改善作用は明らかでなかったものの、統計学的に有意にNASHの改善が確認されました。体重を減らす作用もあり、今後有望な薬剤です。

✸脂質異常症

NAFLDに対しては、コレステロール低下薬スタチンの投与により、肝臓の組織像や血液データが改善されると報告されています。

NAFLDは心血管性疾患進行のリスク因子ですが、コレステロール低下薬はそのリスクを減らすのにも有用です。

また近年、高中性脂肪血症に対する薬のひとつであるＳＰＰＡＲＭα《アルファ》にもＮＡＦＬＤの改善作用が報告されています。

高血圧

高血圧症を合併している患者さんに対しては、アンジオテンシンⅡ受容体拮抗薬、ＡＣＥ阻害薬の使用が推奨されています。ともに肝臓の線維化を含む肝組織の改善・血液データの改善が報告されています。

肥満症

高度な肥満症を伴うＮＡＦＬＤ患者さんに対しては、減量手術という選択肢があります。

日本では、適応基準（１３１ページの治療フローチャート参照。２０２２年からは、６カ月以上の内科的治療が行なわれているにもかかわらずＢＭＩが32～34・９kg／m^2の肥満症の患者さんでも、２型糖尿病、高血圧症、脂質異常症、睡眠時無呼吸症候群のうち2つ以上を合併している〈ただし、それらの各々はある程度重症なもの〉場合も、適応基準に追加されました）を満たす場合のみ、腹腔鏡下《ふくくうきょうか》スリーブ状胃切除術が保険適用となっています。

欧米では肝臓組織の改善に良好という報告が多く出ていますが、日本での実際的な効果は今後の解析が待たれるところです。

また、注目すべきなのは、2023年度から、2型糖尿病の薬としてすでに使われているGLP-1アゴニストが、肥満症の薬として使えるようになることです。

GLP-1アゴニストは、食欲を抑え、また胃や腸の動きを抑える作用があり、肥満改善効果を発揮すると考えられています。実際に、日本人を含む東アジアの肥満症の患者さんを対象とした臨床試験では、68週間の投与で、13・2％の体重減少を示すという結果でした。中には、20％も体重減少できた患者さんもいました。

前記の通り、NAFLDでは、10％以上の減量で、脂肪肝の改善や、肝臓の炎症・肝細胞の腫大の改善のみならず、肝臓の線維化が改善すると報告されています。

ですので、GLP-1アゴニストは、肥満症を伴うNAFLD患者さんに大変期待できる薬剤です。

ただし、日本で保険適用となるのは高血圧、脂質異常症、２型糖尿病のいずれかを合併しており、食事療法や運動療法を行なっても充分な効果が得られず、かつ以下のいずれかに該当する場合です。

①ＢＭＩが27kg／m²以上で２つ以上の肥満に関連する健康障害がある
②ＢＭＩが35kg／m²以上

ビタミンＥもＮＡＦＬＤの治療に有用です

近年のアメリカの研究では、ビタミンＥは、高度な肝臓の線維化を有するＮＡＳＨ患者の死亡率、肝移植への移行率、非代償期の肝関連合併症の発生率を低下させる有望な薬剤とされています。

ビタミンＥの抗酸化作用が、肝組織の改善に貢献すると考えられています。私自身、ＮＡＳＨの患者さんの治療にビタミンＥを使用しています。

腸内細菌をターゲットとした将来の治療

腸内環境に着目したNAFLDの治療法の開発が進められています

これまで説明してきたように、NAFLDの発症や進行には腸内環境が大きく関与していることから、腸内細菌をターゲットとした治療法の開発が進められています。腸内細菌をターゲットとした治療法としては、「プレバイオティクス」「プロバイオティクス」「シンバイオティクス」がありました。これらは前述の通り、食習慣の改善でも実践できます。

また、より有効なプレバイオティクス、プロバイオティクスやその組み合わせ（シンバイオティクス）を見つけるための基礎研究・臨床研究が行なわれています。

プロバイオティクスとしては、リーキーガット症候群を防ぐ腸内細菌「Akkermansia muciniphila」が注目を集めています。

この細菌をそのまま、または低温殺菌した状態で、過体重または肥満の人に3カ月間毎日投与した臨床研究では、インスリン抵抗性や肥満の改善の効果が認められました。ＮＡＦＬＤの患者さんに対する効果も期待されており、マウスを用いた実験では、ＮＡＦＬＤの改善効果が報告されています。

このような善玉菌を腸内で増やすことは重要です。そのために、前述の通り食習慣の見直しは大事ですし、特定の善玉菌を腸内で増やすことのできるプレバイオティクスや薬剤の研究・開発も進められています。

ポストバイオティクス

ＰＡＲＴ２で説明した通り、善玉菌は腸内で短鎖脂肪酸のような善玉物質を産生し、ＮＡＦＬＤを防ぐ作用を持っています。

このような、体に有益な、腸内細菌の代謝産物や不活化した細菌の構成成分を「ポストバイオティクス」と呼んでおり、治療へ活かすための研究が行なわれています。

糞便移植

糞便移植とは、健康な人の便を調整し、病気の人の腸内へ腸内フローラを移植するものです。実際に、クロストリジウム・ディフィシル感染症などの一部の病気では糞便移植の有用性が確認されています。

ＮＡＦＬＤモデルマウスへの糞便移植の有用性が認められており、ＮＡＦＬＤ患者さんを対象とした臨床試験が進行中です。

これまでに行なわれた小規模の臨床試験では、糞便移植によるリーキーガット症候群の改善効果が認められました。また、別の小規模臨床試験では、脂肪肝の程度の改善効果が認められています。

それ以外にも、特定の腸内細菌に感染してそれを殺すウイルス「バクテリオファージ」の活用や、腸内細菌毒素の高い吸着能力を持つ非吸収性の「カーボンナノ粒子」の利用など、腸内細菌をターゲットとした、ＮＡＦＬＤ治療開発のためのさまざまな研究が、世界中で進行中です。

NAFLD ／ NASH の治療フローチャート

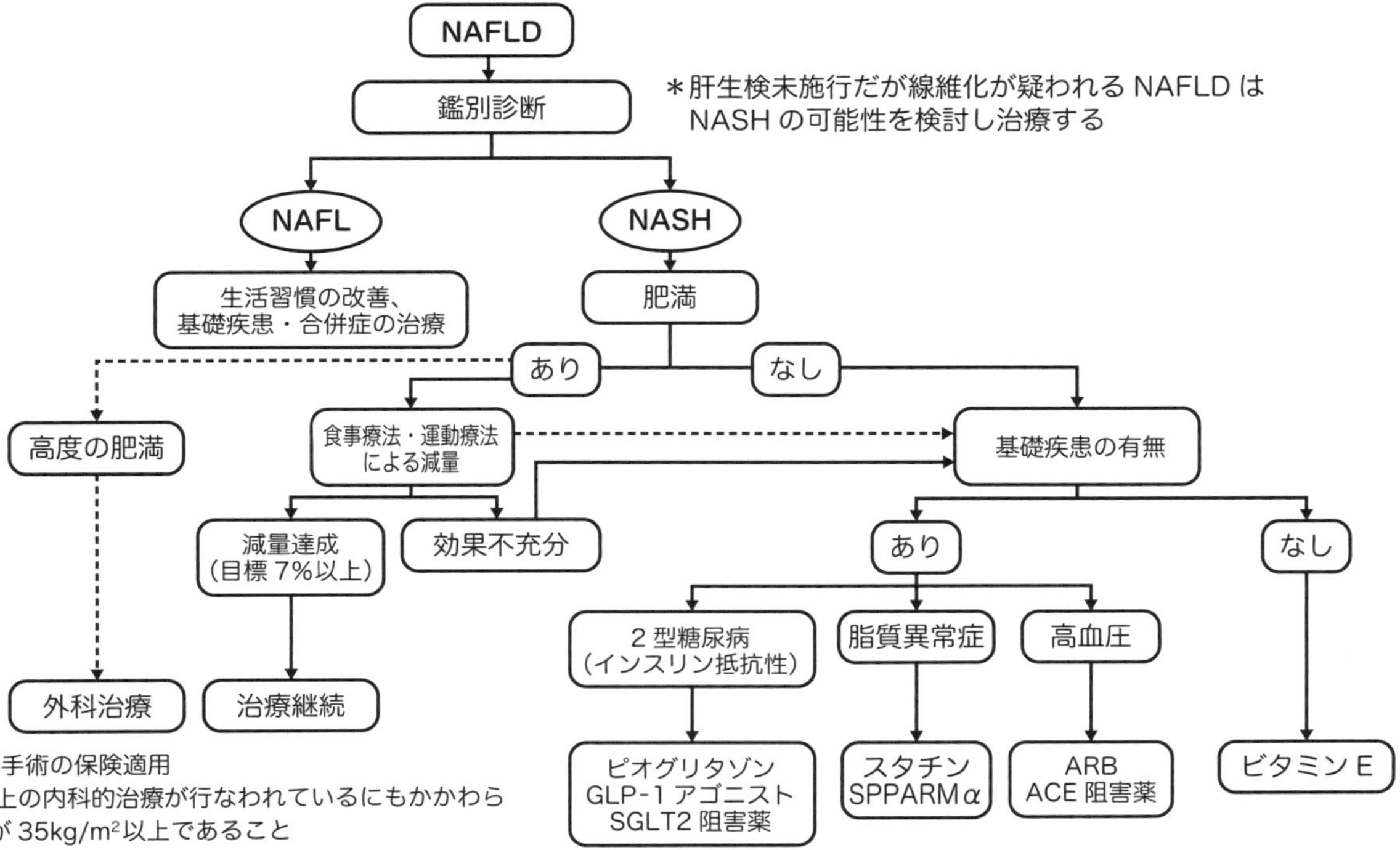

＊肝生検未施行だが線維化が疑われる NAFLD は
NASH の可能性を検討し治療する

＊肥満外科手術の保険適用
①6カ月以上の内科的治療が行なわれているにもかかわらず BMI が 35kg/m²以上であること
②糖尿病、高血圧、脂質異常症、睡眠時無呼吸症候群のうち1つ以上を有していること

＊ビタミン E は各々に適宜追加投与する／ NAFLD・NASH 治療の保険適用にはなっていない

日本消化器学会・日本肝臓学会編「NAFLD ／ NASH 診療ガイドライン 2020」（南江堂）を改変

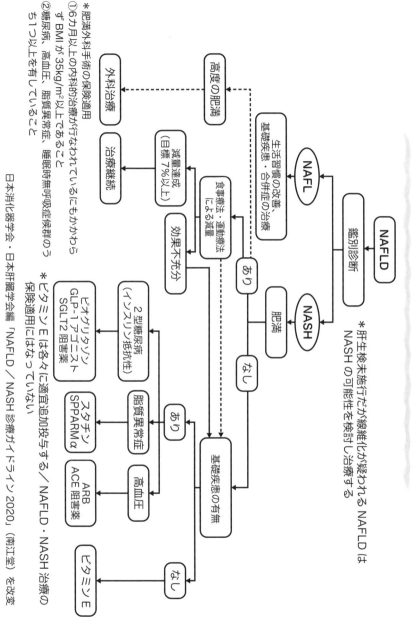

おわりに

私が医師になったばかりの頃は、肝臓がんの患者さんの多くは、B型肝炎やC型肝炎から肝硬変へ進み、そのあと肝臓がんに至るケースがほとんどでした。

ところが最近は、B型肝炎・C型肝炎の既往のない、NAFLD／NASHを背景に肝臓がんが発生するケースが増えています。

私のところへ紹介されて来られる肝臓がんの患者さんも、およそ3人に2人はNAFLD／NASHを背景にした方たちです。

NAFLD／NASHを背景に発生する肝臓がんは、患者さん自身はまったく自覚のないまま、いきなり大きながんが見つかることが多いのが特徴です。

たとえば、職場の健康診断の血液検査で、脂肪肝の可能性を指摘されても、それが肝臓がんにつながると考える人はほとんどいません。人間ドックで画像検査を受けるように勧められても「たかが脂肪肝」と軽視し、放置してしまう場合がほとんどです。

そして、退職後、定期健診を受けないまま、5年、10年経った頃、肝臓にがんが見つかるケースがよくあります。肝臓がんに至らなくても、肝硬変や腹水《ふくすい》がたまった状態で見つかることも少なくありません。

そうなると、すべての治療が後手後手に回り、助かるものも助からないという非常に悩ましい状況となります。

日本では2008年から、特定健診・特定保健指導（いわゆるメタボ健診）がスタートしました。医療保険に加入している40歳から74歳までの被保険者・被扶養者を対象とした、生活習慣病の予防と改善を目的として実施される健康診査・保健指導です。

内臓脂肪が蓄積し、糖尿病や高血圧、脂質異常症を多く持っているメタボリックシンドロームの人をいち早く見つけ出し、生活指導を行なうことで危険な病気につながることを回避しようという国家プロジェクトです。

メタボリックシンドロームの各因子は、NAFLD発症・進展の危険因子であることから、脂肪肝の早期発見にはとても有益な健診と言えます。

ただし、現在の特定健診には、腹部超音波検査が含まれていません。〝危険な脂肪肝〟であるＮＡＳＨを早期発見するためには、腹部超音波検査を特定健診の項目に入れてほしいというのが、私の心からの願いです。

さらに、脂肪肝が疑われる人は、できるだけ肝臓の専門医のいる医療機関を受診していただきたいと考えています。なぜなら、〝危険な脂肪肝〟の存在は、最近になってわかってきた病態なので、肝臓を専門とする医師に診《み》てもらうことがもっとも確実だからです。

実際に、人間ドックや職場の健康診断で脂肪肝と診断され、私のところへ来られる方がたくさんいらっしゃいますが、患者さんのお話を伺うと、必ずしも充分な説明がされているとは言えない場合が多くあります。うっかりすると、「たかが脂肪肝」として見過ごされてしまう可能性があるということです。

本書の内容が、脂肪肝の適切な診断・受診につながる一助となることを、心より願っております。

冨田謙吾

【参考文献】
日本肝臓学会編『ＮＡＳＨ・ＮＡＦＬＤの診療ガイド２０２１』（文光堂）
日本肝臓学会編『ＮＡＳＨ・ＮＡＦＬＤの診療ガイド２０１５』（文光堂）
日本消化器病学会・日本肝臓学会編『ＮＡＦＬＤ／ＮＡＳＨ診療ガイドライン２０２０』（南江堂）
Tokushige K, Ikejima K, Ono M, et al. Evidence-based clinical practice guidelines for nonalcoholic fatty liver disease/nonalcoholic steatohepatitis 2020. J Gastroenterol. 2021; 56: 951-963.
日本糖尿病学会編『糖尿病診療ガイドライン２０１９』（南江堂）
日本糖尿病学会編『糖尿病診療ガイド２０２２－２０２３』（文光堂）
日本肥満学会編『肥満症診療ガイドライン２０２２』（ライフサイエンス出版）

【著者紹介】
冨田謙吾（とみた・けんご）
防衛医科大学校内科学講座（消化器）准教授
慶應義塾大学医学部卒業後、同大学院医学研究科（内科学）、都立広尾病院、慶應義塾大学病院、北里大学北里研究所病院を経て、現所属。
内科・消化器内科を専門とし、特に脂肪肝については、約25年にわたり基礎研究・臨床研究に取り組むとともに、特殊外来も開設。多くの脂肪肝患者さんの診療に従事している。
「脂肪肝」「腸内細菌・腸内環境」「メタボリックシンドローム」に関する論文を多数発表。
日本肝臓学会専門医教育のための講演会、医師会・薬剤師会講演会、市民公開講座などで講師を務めている。

医学博士、日本肝臓学会肝臓専門医・指導医・評議員、日本糖尿病協会糖尿病認定医、日本消化器病学会消化器病専門医・指導医・評議員、日本内科学会総合内科専門医・指導医、米国内科学会上級会員、日本医師会認定産業医、慶應義塾大学医学部客員講師

装幀・本文組版◉朝田春未
本文イラスト◉よしのぶもとこ
編集協力◉小林みゆき

脂肪肝は善玉菌を増やす「腸回復」で改善できる!

2023年6月12日　第1版第1刷発行

著　者　冨田謙吾
発行者　村上雅基
発行所　株式会社PHP研究所
京都本部　〒601-8411　京都市南区西九条北ノ内町11
〔内容のお問い合わせは〕暮らしデザイン出版部 ☎075-681-8732
〔購入のお問い合わせは〕普及グループ ☎075-681-8818
印刷所　図書印刷株式会社

ISBN978-4-569-85142-6